Medizinische Versorgungszentren
Grundlagen, Chancen und Risiken einer neuen
Versorgungsform

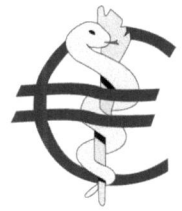

Schriften zur Gesundheitsökonomie 7

Medizinische Versorgungszentren
Grundlagen, Chancen und Risiken
einer neuen Versorgungsform

Jörg Pelleter
Stefan Sohn
Oliver Schöffski

Pelleter, Jörg
Sohn, Stefan
Schöffski, Oliver

Universität Erlangen-Nürnberg
Lehrstuhl für Gesundheitsmanagement
Lange Gasse 20
90403 Nürnberg, Deutschland

Medizinische Versorgungszentren. Grundlagen, Chancen und Risiken einer neuen Versorgungsform
Schriften zur Gesundheitsökonomie 7, HERZ, Burgdorf, 2005
ISBN 3-936863-06-7

Herstellung: Books on Demand GmbH, Norderstedt

Inhaltsverzeichnis

Abbildungsverzeichnis

Abkürzungsverzeichnis

AOK	Allgemeine Ortskrankenkassen
BÄK	Bundesärztekammer
BÄO	Bundesärzteordnung
BFH	Bundesfinanzhof
BGB	Bürgerliches Gesetzbuch
BGH	Bundesgerichtshof
BLÄK	Bayrische Landesärztekammer
BMGS	Bundesministerium für Gesundheit und Soziale Sicherung
BMV-Ä	Bundesmantelvertrag-Ärzte
BO	Berufsordnung
CoC	Center of Competence
DDR	Deutsche Demokratische Republik
DMP	Disease Management Programm
DRG	Diagnosis Related Groups
EBM	Einheitlicher Bewertungsmaßstab
EBM 2000+	Einheitlicher Bewertungsmaßstab 2000+
e.G.	eingetragene Genossenschaft
EKV	Arzt-/ Ersatzkassenvertrag
EStG	Einkommenssteuergesetz
e.V.	eingetragener Verein

EWIV	Europäische wirtschaftliche Interessenvertretung
FA	Facharzt
GbR	Gesellschaft bürgerlichen Rechts
GDP	Gross Domestic Product (Bruttoinlandsprodukt)
GewStG	Gewerbesteuergesetz
GG	Grundgesetz
ggf.	gegebenenfalls
GKV	Gesetzliche Krankenversicherung
GMG	Gesetz zur Modernisierung der gesetzlichen Krankenversicherung (GKV-Modernisierungsgesetz)
GP	Gemeinschaftspraxis
GOÄ	Gebührenordnung für Ärzte
HA	Hausarzt
HVM	Honorarverteilungsmaßstab
IGeL	Individuelle Gesundheitsleistung(en)
I.V.	Integrierte Versorgung
KBV	Kassenärztliche Bundesvereinigung
KV	Kassenärztliche Vereinigung
KVB	Kassenärztliche Vereinigung Bayerns
MB/KK	Musterbedingungen für die Krankenversicherung
MBO-Ä	Musterberufsordnung für Ärzte und Ärztinnen

MBO-ZÄ	Musterberufsordnung für Zahnärzte und Zahnärztinnen
MVZ	Medizinisches Versorgungszentrum bzw. Medizinische Versorgungszentren
o.V.	ohne Verfasser
PartG	Partnerschaftsgesellschaft
PartGG	Partnerschaftsgesellschaftsgesetz
PNN	Praxisnetz Nürnberg Nord
QM	Qualitätsmanagement
RLV	Regelleistungsvolumen
SGB V	Sozialgesetzbuch Fünftes Buch
u.U.	unter Umständen
UStG	Umsatzsteuergesetz
v.a.	vor allem
VA	Vertragsarzt
ZV-Ä	Zulassungsverordnung für Vertragsärzte
ZV-Z	Zulassungsverordnung für Vertragszahnärzte

1 Einführung

1.1 Die Krise des deutschen Gesundheitswesens

Das deutsche Gesundheitswesen hat schon seit geraumer Zeit mit einer Vielzahl von Problemen zu kämpfen. Nach Jahrzehnten konstantem (Wohlstands-) Wachstums haben die Machtverschiebungen von Arbeit zu Kapital, von Nationalisierung zu Globalisierung sowie die Entstehung immer neuer Arbeitsstrukturen offene Flanken in die Finanzierung der Sozialversicherung gerissen.[1] Neben vielen anderen Faktoren haben vor allem die über die Jahre hinweg konstant ansteigenden Ausgaben der gesetzlichen Krankenversicherung, denen fast immer eine geringere oder gar keine Steigerung auf der Finanzierungsseite gegenüberstanden und auch heute noch stehen, den Druck auf das System beständig erhöht.[2] Bessere und teurere Behandlungsmethoden, die demographische Entwicklung, aber auch über Jahrzehnte hinweg mitgeschleppte, systemimmanente Ineffizienzen sind nur einige der Ursachen für die (konstant angespannte) Situation des Systems der Gesetzlichen Krankenversicherung (GKV).[3] Als fast schon logische Konsequenz hieraus tritt gegenwärtig in vielen Bereichen die Frage der Machbarkeit einer medizinischen Maßnahme hinter der Problematik ihrer Finanzierbarkeit zurück.

Die Problematik der dem System innewohnenden Ineffizienzen und Reibungsverluste an sich ist hierbei keineswegs neu. So wurde bereits im Jahre 1975 im Rahmen einer Systemanalyse der medizinischen Versorgung in der Bundesrepublik Deutschland festgestellt, dass

- „an jeder Stelle, an der ein Versicherter in Behandlung tritt, ein diagnostischer Prozess neu aufgenommen wird, ohne dass zuvor gewonnene Untersuchungsergebnisse einbezogen werden,
- der Informationsaustausch zwischen Ärzten minimale Ausmaße hat,

---

[1] Vgl. Altendorfer, R., Merk, W., Jensch, I. (2004), S. 8.
[2] Vgl. Altendorfer, R., Merk, W., Jensch, I. (2004), S. 8 – 9.
[3] Vgl. Orlowski, U., Wasem, J. (2003), S. 1 – 3.

- eine Kontinuität der Behandlung beim Wechsel des Versicherten zwischen den Subsystemen nicht zustande kommt und auch nicht zustande kommen kann."[4]

Ausgehend von diesen Erkenntnissen über das Gesundheitswesen, die in gewisser Weise auch heute – knapp 30 Jahre später – noch Gültigkeit besitzen, wurde schon im Jahre 1977 mit dem Kostendämpfungsgesetz versucht, die beständige Erhöhung der Ausgaben und die damit verbundene Steigerung des Beitragssatzes bei den gesetzlichen Krankenkassen wenn auch nicht umzukehren, so doch zumindest zu verlangsamen. Es folgten unter anderem das Gesundheitsreformgesetz von 1988, das Gesundheitsstrukturgesetz von 1992, die GKV-Neuordnungsgesetze von 1997 sowie das GKV-Gesundheitsreformgesetz im Jahre 2000.[5] Hierbei ist zu beobachten, dass sich die „Halbwertszeit" der Reformen im Laufe der Zeit beständig verringert hat und in immer kürzeren Abständen weitere gesetzliche Regelungen oder ganze Reformen auf den Weg gebracht wurden, um die kontinuierlich anwachsenden Spannungen im Bereich der Finanzierung des Gesundheitswesens bestmöglich abzufedern oder um Korrekturen an einzelnen Punkten der vorangegangenen Reformen vorzunehmen.[6]

All diese Reformen und Gesetze hatten jedoch bestenfalls einen kurzfristig dämpfenden Effekt auf die Kostenentwicklung im Gesundheitswesen und damit auch auf die Entwicklung des durchschnittlichen Beitragssatzes in der gesetzlichen Krankenversicherung. So stieg der durchschnittliche allgemeine Beitragssatz ungeachtet aller Reformbemühungen von einem Wert von 8,2 % im Jahr 1970 über die Jahre (1980: 11,4 %, 1990: 12,5 %) bis auf den damaligen Höchststand von über 14 % im Jahre 2002.[7] Mittlerweile ist der allgemeine Beitragssatz in bewährter Tradition trotz der Zuzahlungsregelungen, der Beschränkung des Leistungskatalogs der gesetzlichen Krankenkassen und der anderen mit dem Gesetz zur Modernisierung der gesetzlichen Krankenversicherung (kurz GKV-Modernisierungs-

---

[4] Jahn, E. (1975), S. 42.

[5] Vgl. Orlowski, U., Wasem, J. (2003), S. 1.

[6] Hier wäre als Beispiel die Neuregelung der Integrierten Versorgung zu nennen, die aufgrund der restriktiven Regelungen der §§ 140a-h SGB V (alte Fassung) in der Praxis nie über einzelne Modellversuche hinauskam. Die Änderungen durch das GMG sollen die zumeist als zu rigide empfundenen Rahmenbedingungen für die Integrierte Versorgung nachbessern und in Form der Anschubfinanzierung (§ 140d SGB V) verstärkt finanzielle Anreize setzen.

[7] Vgl. Orlowski, U., Wasem, J. (2003), S. 1.

gesetz, GMG) eingeführten Regelungen zur Stabilisierung bzw. Absenkung des Beitragssatzes nicht merklich gesunken (2004: 14,27 %) und wird voraussichtlich 2005 wieder steigen. Über die konkreten Ursachen der Ausgabenausweitung im Gesundheitswesens gibt es konträre Meinungen, zumeist werden aber mit unterschiedlicher Gewichtung der konstante medizinische Fortschritt, die zunehmende Zahl an älteren, oft multimorbiden Patienten, Ineffizienzen im System sowie eine höhere Erwartungshaltung der Patienten an die Qualität der Gesundheitsversorgung („Vollkaskomentalität") angeführt.[8]

Diese Steigerung der Kosten und der beständig wachsende Druck auf das System trotz der konstanten Reformen unterstreicht die höchst unangenehme Eigenart von Reformen, dass sie stets nur Schritte in die erwünschte Richtung sind, nie aber das anvisierte Ziel vollständig erreichen. Unabhängig von der konkreten Zielsetzung – sei es die Kostensenkung, die Effizienzsteigerung oder auch die Weiterentwicklung der Versorgungsstrukturen – muss man sich stets bewusst sein, dass die Steuerwirkung einer Reform nicht dauerhaft aufrecht erhalten werden kann.[9] Das Gesundheitswesen ist, in gewisser Hinsicht noch mehr als viele andere Wirtschaftsbereiche, ein sich ständig verändernder Markt, dessen Rahmenbedingen folglich auch konstanter Überprüfung und gegebenenfalls Anpassung bedürfen, ohne dass jemals dauerhaft ein optimales Ergebnis erreicht werden kann. Sehr treffend ist in dieser Hinsicht das „Cheng Tsung-mei's Cosmic Law of healthcare":

"Regardless of the amount of money or the percent of a GDP a nation spends on health care, its people will be unhappy with the health care system. Thus perpetual malaise as regards health care is the human condition. From that follows her first corollary, which is that health reform is a perpetual process which will never stop."[10]

Dieser iterative und nie wirklich endende Anpassungs- und Weiterentwicklungsprozess findet dabei in einem hochkomplexen und nur schwer überschaubaren

---

[8] Vgl. Orlowski, U., Wasem, J. (2003), S. 2 – 3 und Altendorfer, R., Merk, W., Jensch, I. (2004), S. 8 – 9.
[9] Vgl. Oschmann, S. J. (2004).
[10] Reinhardt, U. (2001), S. 121.

Umfeld statt. So ist das Gesundheitswesen in Deutschland durch eine sektorale Struktur geprägt, wobei jeder Sektor wiederum seine eigenen Finanzierungs-grundlagen und Zulassungsvoraussetzungen hat.[11] Zunehmende Spezialisierung und die medizinische Innovationsdynamik führt zu einem ständigen Ausbau der Angebotsstrukturen in den verschiedenen Sektoren und somit auch zu einem sich zunehmend verschärfenden Wettbewerb um diejenigen Patienten, die nicht klar einem der Sektoren zugeordnet werden können.[12] Somit steht den Schwierigkeiten auf Seiten der Finanzierung auf der Ausgabenseite der die Situation noch ver-schärfende Umstand gegenüber, dass beständig eine Vielzahl von immer moder-neren, wirksameren aber auch teureren Behandlungsmethoden entwickelt und of-fensiv vermarktet wird, während das der gesetzlichen Krankenversicherung zur Verfügung stehende Budget (2004: etwa 140 Milliarden Euro) nur marginal er-höht werden kann.

Die gegenwärtig aktuellste Reform, das GMG, trat zum 01.01.2004 in Kraft und hat in vielen Bereichen (z.B. Stärkung der Patientensouveränität, Verbesserung der Qualität der Patientenversorgung, Weiterentwicklung der Versorgungsstruktu-ren) zu weitgehenden Neuregelungen und Liberalisierungen geführt.[13] Auch wenn es verschiedene Meinungen über den Erfolg der Reform gibt und sie in manchen Bereichen gewiss durch (standes-) politische Einflussnahme[14] verwässert wurde, so scheint sich dennoch abzuzeichnen, dass das GMG in Form von diversen klei-neren Bausteinen große Veränderungen mit sich gebracht hat.[15] Manche sprechen sogar davon, dass das GMG „die wirkungsreichste Reform seit den Seehofer-Re-formen" ist und dass es „diese in ihren Auswirkungen noch übertreffen wird"[16].

Von allen mit dem GMG einhergehenden Veränderungen soll in der vorliegenden Abhandlung schwerpunktmäßig auf den Themenkomplex der Weiterentwicklung

---

[11] Vgl. Jürgensen, M. (2004), S. 6 – 8.

[12] Vgl. Melchert, O. (2001), S. 130.

[13] Eine ausführliche Betrachtung aller Maßnahmen des GMG findet sich in Orlowski, U., Wasem, J. (2003).

[14] Hier sei beispielsweise auf die Aufnahme der Vertragsärzte in das Konstrukt der MVZ verwiesen, die so ursprünglich nicht vorgesehen war sondern aufgrund des Druckes der Standesvertreter der Vertragsärzte kurzfristig in den Text des § 95 SGB V aufgenommen wurde.

[15] Vgl. Ballast, T. (2004a), S. 136 – 137.

[16] Butz, N. (2004), S. 12.

der Versorgungsstrukturen, speziell die Einführung der Medizinischen Versorgungszentren eingegangen werden. Querverweise und Bezüge zum GMG (z.B. der Zusammenhang zwischen den Medizinischen Versorgungszentren und der neu geregelten Integrierten Versorgung nach § 140 SGB V) werden an geeigneter Stelle in dieser Abhandlung wiederholt hergestellt, da die einzelne Maßnahme stets im Kontext der übergeordneten Intentionen und Zielsetzungen des GMG[17] betrachtet werden muss, wenn man über den Tellerrand der rein juristischen Regelungen hinausschauen möchte.[18]

1.2   Das GMG und die Medizinischen Versorgungszentren

1.2.1   Grundkonzeption und internationale Vorbilder

Die Medizinischen Versorgungszentren (im Folgenden mit MVZ abgekürzt) wurden mit dem GKV-Modernisierungsgesetz (kurz: GMG) im Rahmen der Weiterentwicklung der Versorgungsstrukturen als neue Teilnahmeform an der ambulanten vertrags(zahn)ärztlichen bzw. -physiotherapeutischen Versorgung eingeführt.[19] Erklärtes Ziel dieser neuen Versorgungsform ist es, sowohl stationären Einrichtungen als auch niedergelassenen zugelassenen Leistungserbringern die Möglichkeit zu geben, ihre Kompetenzen zu bündeln und somit eine Versorgung „aus einer Hand" anzubieten.[20] Der hierdurch geschaffene Wettbewerb zwischen den neu eingeführten und den althergebrachten Versorgungsformen soll gleichzeitig zu vermehrten Innovationen führen und bisher ungenutzte Effizienzreserven erschließen.[21]

Im internationalen Vergleich zeichnet sich Deutschland durch einen relativ hohen Einsatz an Ressourcen aus, dem aber nur mittelmäßige Ergebnisse gegenüberste-

---

[17]   Vgl. hierzu die Vorbemerkungen zum Gesetz zur Modernisierung der Gesetzlichen Krankenversicherung (GMG), nachzulesen in KKF (2004), S. 8 – 9.

[18]   Vgl. Jachertz, N (2004), S. 1.

[19]   Vgl. Quaas, M. (2004).

[20]   Vgl. Altendorfer, R., Merk, W., Jensch, I. (2004), S. 6.

[21]   Vgl. Begründungen zum Gesetzentwurf des GMG vom 08. September 2003, nachzulesen in: KKF (2004), S. 424, und Orlowski, U., Wasem, J. (2003), S. 5.

hen.[22] Die Grundidee, durch den Einsatz geeigneter Organisationsformen und Managementstrukturen sowohl die Kosten zu begrenzen als auch gleichzeitig die Qualität der medizinischen Versorgung zu erhöhen, wurde folgerichtig einmal mehr von den Gesundheitssystemen anderer Länder abgeschaut. Im Fall der MVZ stehen vor allem in der Schweiz und den USA weitestgehend erfolgreich erprobte Modelle im Kontext von „Managed Care" und der „Health Maintenance Organisations" (HMO) Pate für eine Organisationsstruktur, die durch institutionelle Integration zu verbesserter Kooperation und Kosteneinsparungen führen soll.[23]

Dabei ist das den MVZ zugrunde liegende Konzept alles andere als neu, weswegen im Zusammenhang mit den MVZ häufig auf die „health centers" im skandinavischen Raum (z.B. Dänemark und Finnland) oder auf die ehemaligen Polikliniken der DDR bzw. die daraus hervorgegangenen und vor allem in Brandenburg und Berlin präsenten so genannten „311er Einrichtungen" verwiesen wird.[24] Diesen Versorgungsformen, so unterschiedlich sie in der praktischen Ausführung auch waren (dezentral und kommunal geführt im skandinavischen Raum, zentralisiert und planwirtschaftlich in der ehemaligen DDR) ist gemeinsam, dass sie jeweils eine umfassende Versorgung der Patienten als Ziel hatten, ungeachtet der Grenzen von z.B. Fachgebietszuständigkeiten.

Leider scheitert der nahe liegende Gedankengang, die Erfahrungen dieser Länder bezüglich solcher „Versorgungszentren" als Ausgangsbasis für eine erste Bewertung der MVZ nach dem GMG zu nutzen, schnell an praktischen Hindernissen. So führt beispielsweise in Finnland die dezentrale Organisation der dortigen 178 „health centers" durch die Kommunen zu einer unübersichtlichen Vielfalt an heterogenen Modellen.[25] Diese decken sowohl auf dem Gebiet der zugrunde liegenden Organisationsstrukturen als auch in Hinsicht auf die bereitgestellten Kapazitäten ein ebenso breites wie uneinheitliches Spektrum ab, um den jeweiligen lokalen Anforderungen an das einzelne Versorgungszentrum gerecht werden zu können. Anders als im Fall der deutschen MVZ sind diese „health centers" nicht in ein

---

[22]   Vgl. Mickley, B. (2004), S. 217.

[23]   Vgl. Quaas, M. (2004).

[24]   Vgl. Künnemann, U. (2004), S. 1151.

[25]   Stand 2003, Daten entnommen aus: Ministry of Social Affairs and Health in Finnland (2004a), S. 11 – 12.

einheitliches, weitgehend zentral gesteuertes System wie die GKV integriert. Vielmehr bestimmen die jeweiligen Konstellationen vor Ort (z.B. Zusammensetzung und Anzahl der Leistungserbringer, Eingliederung in das mehrgliedrige Abrechnungssystem, Vergütungsmodelle, etc.) darüber, in welcher Form und in welchem Umfang diese Gesundheitszentren tätig werden können. Auch fällt auf, dass in den skandinavischen Ländern zwar umfangreich auf dem Gebiet der medizinischen Indikationen und auch auf gewissen sozialpolitischen Bereichen geforscht wird, dass aber auf dem Gebiet der sehr zur Zufriedenheit der finnischen Bürger arbeitenden und deswegen weitgehend als selbstverständlich hingenommenen Versorgungszentren kaum empirische Daten erhoben wurden, welche bei einer Untersuchung der wirtschaftlichen Vorteilhaftigkeit solcher Zentren als Basis dienen könnten.[26]

Auf der anderen Seite stellen auch die staatlich-planwirtschaftlich geführten Polikliniken der ehemaligen DDR aufgrund der völlig unterschiedlichen Rahmenbedingungen mehr als problematische Vergleichsobjekte dar.[27] Bestenfalls bietet sich eine Betrachtung der heute noch existierenden, etwa 30 (von ehemals rund 1650!) ehemaligen Polikliniken an.[28] Der Status dieser v.a. in Brandenburg, Sachsen und Berlin anzutreffenden Überbleibsel der ehemaligen DDR wurde bis Ende 2003 durch § 311 SGB V geregelt, bevor sie durch das GMG (§ 311 Abs. 2 Satz 2 SGB V) den MVZ gleichgestellt wurden.[29] Allerdings stellt sich auch dieser Vergleich aus verschiedenen Gründen als schwierig heraus, nicht zuletzt weil die in letzter Zeit wiederholt als mustergültiges Optimum einer ganzheitlichen ambulanten Versorgung angepriesenen Strukturen sich in der realen Versorgungslandschaft eher als dahinsiechendes Auslaufmodell präsentierten.[30] So waren beispielsweise Mitte 2003 in Sachsen in den 18 noch existierenden ehemaligen

---

[26]   Angesichts der Finanzierung dieser öffentlichen, kommunalen Gesundheitszentren aus sowohl kommunalen als auch staatlichen Mitteln und Patientenzahlungen steht zu vermuten, dass selbst im Fall vorhandener Daten diese nicht ohne größeren Aufwand mit dem deutschen System der MVZ vergleichbar gemacht werden könnten. Vgl. hierzu auch Ministry of Social Affairs and Health in Finnland (2004b).

[27]   Vgl. Westebbe, P. (1999), S. 57.

[28]   Vgl. Altendorfer, R., Merk, W., Jensch, I. (2004), S. 17.

[29]   § 311 Abs. 2 Satz 2 SGB V: „Im Übrigen gelten für die Einrichtungen nach Satz 1 die Vorschriften dieses Buches, die sich auf medizinische Versorgungszentren beziehen, entsprechend".

[30]   Vgl. Behnsen, E. (2004), S. 602.

„311er Einrichtungen" (und jetzigen pro forma MVZ) insgesamt nur 26 Ärzte tätig, wobei nicht einmal die Hälfte davon dem Kriterium der fachübergreifenden Kompetenz genügen konnte.[31] Es erscheint einleuchtend, dass Einrichtungen, in denen überwiegend nur ein einzelner Arzt tätig ist, kaum als geeigneter Vergleichmaßstab für eine neue Versorgungsform herangezogen werden können, deren erklärte Zielsetzung eine verbesserte Kooperation zwischen mehreren Ärzten verschiedener Fachrichtungen beinhaltet. Wesentlich geeignetere Vergleichsobjekte stellen hingegen die ebenfalls aus den Polikliniken hervorgegangenen „Gesundheitszentren" in Brandenburg dar. Angesichts dringend erforderlicher Reformen brachten sich 1991 etwa 250 brandenburgische Ärzte und Ärztinnen ungeachtet der von professionellen Niederlassungsberatern geäußerten Zweifel in die modellhaft entstandene GmbH-Strukturen ein. Nach anfänglichen Problemen mit den marktwirtschaftlichen Rahmenbedingungen und mangelnden Erfahrungswerten, v. a. auf dem Gebiet der steuerlichen Gestaltungsoptionen und des Vertragsarztrechts, haben sich diese Institutionen des so genannten „Brandenburger Modells" mittlerweile weitestgehend sehr erfolgreich auf dem Gebiet der ambulanten vertragsärztlichen Versorgung positioniert.[32]

Diese Gesundheitszentren stellten mit Sicherheit ebenso wie die Konstruktion „Poliklinik" allgemein eine wichtige Grobschablone für die neu eingeführten Medizinischen Versorgungszentren dar.[33] Ob allerdings aus den Erfolgen in einem einzigen, an poliklinikartige Versorgungsstrukturen gewöhnten Bundesland sichere Rückschlüsse auf den Erfolg der bundesweiten Einführung der MVZ gezogen werden können, erscheint zweifelhaft. In der Praxis werden folgerichtig häufig die Parallelen zwischen den Polikliniken und den MVZ aufgezeigt, die Aussagekraft konkreter Erfolgsprognosen auf der Basis dieser Analogie wird jedoch aufgrund

---

[31]   Da es sich bei der gesetzlich bestimmten Umwidmung der ehemaligen "311er Einrichtungen" in Medizinische Versorgungszentren nicht um eine Neugründung gemäß § 95 SGB V handelt, greift aus Gründen der Besitzstandswahrung die Forderung nach einer fachübergreifende Kompetenz hier nicht. Vgl. hierzu auch KKF (2004), S. 354, und Grubitzsch, J. (2004).

[32]   Vgl. Westebbe, P. (1999), S. 57 – 61.

[33]   Vgl. BMGS (2004), S. 2 – 3.

der stark unterschiedlichen Rahmenbedingungen beider Modelle grundsätzlich angezweifelt.[34]

Zusammenfassend kann man sowohl die „health centers" der skandinavischen Länder als auch die Polikliniken der ehemaligen DDR grundsätzlich durchaus als Beispiele für medizinisch sinnvolle und praxistaugliche Kombinationen von Fachrichtungen heranziehen. Im Einzelfall mag auch ein Erkenntnisgewinn über die optimale Größe eines Versorgungszentrums bei einer bestimmten Zahl zu versorgender Bürger im Einzugsbereich oder Hinweise für eine vorteilhafte bauliche Aufteilung eines MVZ möglich sein. Der wirtschaftliche Erfolg dieser neuen Versorgungsform auf dem deutschen Gesundheitsmarkt wird sich aber aller Voraussicht nach erst in der Praxis beweisen und ist durch eine Betrachtung der erwähnten, konzeptionell hinreichend eng verwandten Vorbilder nicht oder nur höchst ungenau abschätzbar.

1.2.2   Die MVZ des deutschen Gesundheitswesens – Innovation und Hybrid

Generell geht bereits aus der Intention hinter den MVZ hervor, dass innerhalb dieser Versorgungszentren ausschließlich ambulante vertragsärztliche Leistungen erbracht werden dürfen.[35] Ein Nebeneinander von ambulanter und stationärer Versorgung wie in manchen Bereichen der Integrierten Versorgung ist beim MVZ durch den Gesetzgeber also nicht vorgesehen.[36] Trotz dieser Beschränkung der Leistungserbringung auf den ambulanten Sektor steht hinter den MVZ der Gedanke der Integration verschiedener, bisher getrennter oder nur unzureichend vernetzter Bereiche, die in der Vergangenheit ungeachtet möglicher Synergieeffekte weitgehend abgeschottet nebeneinander her existiert haben.[37] Laut Schätzungen der Kassenärztlichen Bundesvereinigung stellen auch 2004 die Einzelpraxen mit rund 83 % aller Praxen noch die bei weitem dominanteste Form der Ausübung des ärztlichen Berufes dar, ungeachtet aller damit verbundenen und empirisch

---

[34]   Vgl. Behnsen, E. (2004), S. 602.
[35]   Vgl. Wigge, P. (2004), S. 2.
[36]   Vgl. Altendorfer, R., Merk, W., Jensch, I. (2004), S. 18.
[37]   Vgl. Orlowski, U. (2004), S. 202 – 206.

nachweisbaren Nachteile vor allem auf dem Gebiet der Raum-, Personal- und Verwaltungskosten.[38]

Bisher waren die Bemühungen zur Schaffung von kooperativen Strukturen im Bereich der ambulanten vertragsärztlichen Versorgung bestenfalls als „zurückhaltend" zu bezeichnen. Eines der erklärten Ziele des GMG war es deshalb, diese im Laufe der Generationen gewachsenen Strukturen untereinander besser zu verbinden und Ineffizienzen durch finanzielle und rahmenbedingungsimmanente Anreize einerseits und einen gesteigerten Wettbewerb andererseits abzubauen.[39] Damit trifft das GMG weitestgehend den Nerv vieler Fachleute, die sich mit höchst verschiedenen Lösungsansätzen, aber hinter einer gemeinsamen Parole zusammengescharrt haben: „Der Einzelkämpfer hat ausgedient"[40].

Wie schnell oder wie erfolgreich diese Verschiebung der ambulanten Regelversorgung von der klassischen Einzelpraxis hin zu MVZ und anderen kooperativen Versorgungsstrukturen erfolgen wird, lässt sich zum gegenwärtigen Zeitpunkt nur sehr schwer abschätzen. In spätestens 10 Jahren, so erste Prognosen, sollen 20 bis 25 Prozent des Vertragsarzt-Honorars (2004: rund 24 Milliarden Euro[41]) für Ärztehäuser, Gesundheitszentren oder Gemeinschaftspraxen reserviert sein.[42] Solche Schätzungen sind in jedem Fall mit einer gehörigen Portion Skepsis zu betrachten, denn viele Unsicherheiten und rechtliche Grauzonen erschweren die Beurteilung des langfristigen Erfolges der durch das GMG geschaffenen Veränderungen.

Selbst heute, gut eineinhalb Jahre nach dem Inkrafttreten des GMG, sind bei weitem noch nicht alle Unklarheiten bereinigt, noch immer herrscht Ungewissheit über meist sehr spezielle, aber nichts desto trotz wichtige Detailfragen im Zusammenhang mit den MVZ. Neben verschiedenen juristischen Streitpunkten und Fragen des Zulassungsrechts stehen auch noch abschließende Antworten auf steuerliche oder rein wirtschaftliche Fragen aus. Werden sich die MVZ im Gesund-

---

[38] Vgl. Lieschke, L. (2004), S. 9.

[39] Vgl. „Vorbemerkungen zum Gesetz zur Modernisierung der Gesetzlichen Krankenversicherung", abgedruckt in KKF (2004), S. 8 – 9.

[40] Loehr, B. (2004).

[41] Vgl. Küpper, J. (2004b).

[42] Vergleiche die Äußerungen von Detlef Affeld auf einer Veranstaltung der Konferenz-Agentur „Euroforum" im Juni 2004, nachzulesen auf www.aerztlichepraxis.de, Artikel vom 08.07.04.

heitsmarkt etablieren können oder werden sie, ähnlich wie die einst hochgelobten und mit umfangreichen Vorschußlorbeeren ausgestatteten Praxisnetze, nach einer anfänglichen Euphorie zu einem Schattendasein verurteilt sein, bei welchem es zwar sichtbare Beispiele[43] für eine erfolgreiche Realisierung gibt, deren Weiterentwicklung aber fast zum Stillstand gekommen ist?[44]

Diese Fragen werden endgültig erst durch gerichtliche Entscheidungen und vor allem durch die Erfahrungen in der Praxis im Lauf der Zeit geklärt werden. Insofern kann und will diese Arbeit auch nicht abschließend alle Sachverhalte rund um das Themengebiet MVZ abdecken. Sie soll vielmehr dem interessierten Leser einen Einstieg in die Thematik ermöglichen und weit verbreitete, teilweise lang überholte Vorurteile bezüglich der MVZ durch Fakten ersetzen. In einer Art Momentaufnahme soll ein möglichst umfassendes Bild der gegenwärtigen Regelungen, Strömungen und Meinungen generiert werden.

Im Hauptteil dieser Abhandlung werden einleitend die Grundlagen der neuen Versorgungsform MVZ dargelegt. Ausgehend von einer Analyse der Legaldefinition eines MVZ werden hier die verschiedenen rechtlichen Regelungen und Vorschriften näher beleuchtet sowie in geeignetem Umfang die verschiedenen Meinungen zu deren Auslegung dargestellt und diskutiert. Angefangen mit der Gründung eines MVZ über die Zulassung bis hin zu organisations- und steuerrechtlichen Aspekten sollen alle relevanten Themengebiete behandelt werden, welche nach gegenwärtigem Wissensstand einen Einfluss auf den Erfolg bzw. Misserfolg eines Medizinischen Versorgungszentrums haben können. Diese erfolgsbeeinflussenden Chancen eines MVZ werden dann im dritten Kapitel explizit dargestellt und aus verschiedenen Perspektiven beleuchtet. Um eine möglichst allgemeingültige Betrachtung zu gewährleisten, wird dabei eine multifokale Betrachtung aus der Perspektive der verschiedenen Interessengruppen vorgenommen, denn nicht selten ist die Chance der einen Seite das Risiko der anderen.

---

[43] Als Beispiel für eine erfolgreiche Umsetzung sei auf das Projekt Qualität und Effizienz (QuE) des Praxisnetzes Nürnberg Nord (PNN) verwiesen.

[44] Für einen Überblick über Praxisnetze und deren Entwicklungen vgl. Lindenthal, J., Sohn, S., Schöffski, O. (2004), S. 3 – 15.

Eingehender mit diesen Risiken und den zahlreich vorhandenen Fallstricken im Zusammenhang mit den MVZ wird sich daran anschließend das vierte Kapitel befassen. Hier wird, aufgeteilt nach verschiedenen Oberpunkten, eine umfangreiche (aber nicht abschließende) Darstellung der möglichen Gefahren, Schwierigkeiten und Missbrauchspotentiale erfolgen, die mit der Gründung und dem Betrieb eines MVZ verknüpft sein können. Das fünfte Kapitel befasst sich mit den Berührungspunkten zwischen den MVZ und der durch das GMG neugefassten Variante der Integrierten Versorgung (I.V.) nach § 140 SGB V. Hierbei soll weniger eine tiefgehende Analyse der novellierten Integrierten Versorgung vorgenommen werden, sondern vielmehr den (v.a. in manchen Kreisen der Ärzteschaft) weit verbreiteten „Goldgräberträumen" bezüglich des „Dritten Budgets" realitätsnahe und praxistaugliche Modelle der Kooperation zwischen MVZ und Krankenkassen im Rahmen der I.V. entgegengesetzt werden.

Über den Tellerrand der Theorie hinausblickend, werden im sechsten Kapitel in unterschiedlicher Ausführlichkeit einige bereits realisierte MVZ Projekte vorgestellt und im Licht der vorhergehenden Ausführungen analysiert, soweit dies nach der kurzen Zeit bereits möglich und sinnvoll erscheint.[45] Abgerundet wird diese Arbeit durch ein abschließendes Gesamtfazit, welches die wichtigsten Eckpunkte im Licht der zuvor getätigten Aussagen Revue passieren lässt und einen Ausblick auf die mögliche Zukunft der neuen Versorgungsform der MVZ wagen wird. Auch diese Ausführungen verstehen sich dabei mit Sicherheit nicht als endgültige Wahrheit, sondern als sachlich begründete Momentaufnahme eines zunehmend in Bewegung geratenen Systems, in dem heute getätigte Aussagen sich bereits morgen wieder ganz anders darstellen können.

---

[45] Obwohl die MVZ mit dem GMG bereits zum 01.01.2004 eingeführt wurden, sorgten ungeklärte rechtliche Sachverhalte und eine stark bremsende Haltung der KVen dafür, dass die ersten MVZ erst zum 3. Quartal 2004 zugelassen wurden. Somit können selbst diese ersten „Pionier-MVZ" zum gegenwärtigen Zeitpunkt bestenfalls auf wenige Abrechnungsquartale zurückblicken, deren Analyse im Idealfall einen ersten Trend erkennen lässt, für eine gesicherte Aussage über Erfolg oder Misserfolg des MVZ aber mit Sicherheit nicht ausreicht.

2 Das Medizinische Versorgungszentrum

2.1 Die Rechtsgrundlage der Medizinischen Versorgungszentren

2.1.1 Einleitung und Legaldefinition

In diesem Kapitel wird auf die grundsätzlichen rechtlichen Vorschriften im Zusammenhang mit den MVZ eingegangen, insbesondere auf die Bestimmungen des § 95 SGB V, durch welchen die Versorgungszentren zum 01.01.2004 im Rahmen des GMG eingeführt wurden. Die hier gemachten Ausführungen sind als Hinleitung zu den nachfolgenden Kapiteln gedacht, in welchen die komplexeren Sachverhalte im Detail dargestellt und analysiert werden. Aufgrund dieser Konzeption lässt sich an manchen Stellen eine gewisse Überschneidung bzw. Wiederholung nicht gänzlich vermeiden. Redundanzen sollen jedoch – soweit sie nicht zum besseren Verständnis geboten erscheinen – weitestgehend dadurch vermieden werden, dass die Ausführungen in den späteren Kapiteln nahtlos auf den grundlegenden, in diesem Kapitel getätigten Ausführungen aufbauen.

Die Legaldefinition der Medizinischen Versorgungszentren (MVZ) findet sich in § 95 SGB V. Dieser Paragraph definiert im Absatz 1:

„An der vertragsärztlichen Versorgung nehmen zugelassene Ärzte und zugelassene medizinische Versorgungszentren sowie ermächtigte Ärzte und ermächtigte ärztlich geleitete Einrichtungen teil. Medizinische Versorgungszentren sind fachübergreifende ärztlich geleitete Einrichtungen, in denen Ärzte, die in das Arztregister nach Absatz 2 Satz 3 Nr. 1 eingetragen sind, als Angestellte oder Vertragsärzte tätig sind. Die medizinischen Versorgungszentren können sich aller zulässigen Organisationsformen bedienen; sie können von den Leistungserbringern, die auf Grund von Zulassung, Ermächtigung oder Vertrag an der medizinischen Versorgung der Versicherten teilnehmen, gegründet werden. Die Zulassung erfolgt für den Ort der Niederlassung als Arzt oder den Ort der Niederlassung als medizinisches Versorgungszentrum (Vertragsarztsitz)."[46]

Diese vergleichsweise einfach und eindeutig erscheinende Definition birgt aufgrund mangelnder Spezifikation mehrerer Begriffe und teilweise uneindeutiger Formulierungen weit mehr Konfliktpotential in sich, als es auf den ersten Blick den Anschein hat.[47] Aus diesem Grund sollen im Folgenden die einzelnen Elemente dieses Paragraphen näher ausgeführt und gegebenenfalls erläutert werden.

2.1.2 Das Merkmal „fachübergreifend"

Über dieses Merkmal gab es zu Beginn einige Verwirrung, da es im Gesetz zwar genannt, aber nicht näher definiert wurde.[48] Die grundlegende Bedeutung steht weitestgehend außer Frage, so wird etwa von einer fachübergreifenden Positionierung des MVZ gesprochen, wenn mindestens zwei verschiedene Facharztgruppen vertreten sind, es also zu einer interdisziplinären Zusammenarbeit kommt.[49] Die ebenfalls mögliche Deutung, dass diese Anforderung bereits erfüllt ist, wenn sich mindestens ein Arzt und mindestens ein nichtärztlicher Leistungserbringer (z.B. Apotheken (§ 129 SGB V) oder Heil- und Hilfsmittelerbringer (§ 124 bzw. § 126 SGB V)) unter dem Dach des MVZ zusammenschließen, ist hingegen abzulehnen.[50] Das Gesetz spricht lediglich ins Arztregister eingetragene Ärzte als in diesen Einrichtungen Tätige an. Somit bezieht sich folgerichtig auch das Merkmal der fachübergreifenden Tätigkeit ausschließlich auf die ärztlichen Leistungserbringer.[51] Ebenso erfüllt beispielsweise eine Kooperation zwischen einem Arzt und einer Apotheke nicht das Kriterium der fachübergreifenden Kompetenz, da eine Apotheke kein eigenes Fach vertritt, sondern lediglich die medizinischen Fächer unterstützt.[52]

---

[46] § 95 Abs. 1 SGB V.

[47] Vgl. Küpper, J. (2004a).

[48] Vgl. Dierks, C. (2004a).

[49] Vgl. Isringhaus, I., Wedland, H. (2004), S. 18.

[50] Vgl. Steinbrück, R. (2004).

[51] Vgl. DKG (2004), S. 21.

[52] Vgl. Künnemann, U. (2004), S. 1152.

Neben den Facharztbezeichnungen wird zur Ermittlung der fachübergreifenden Befähigung auch auf die Gebietsbezeichnungen abgestellt und angenommen, dass für die Gründung und den Betrieb eines MVZ die Beteiligung von zwei Ärzten mit unterschiedlichen Gebietsbezeichnungen ausreicht, auch wenn andere Stimmen eine solche „Feinunterscheidung" noch kritisch betrachten.[53] Kompliziert wird eine trennscharfe Abgrenzung, wenn neben oben genannten Punkten zusätzlich auf die unterschiedlichen Schwerpunktbezeichnungen innerhalb eines Fachgebietes abgestellt wird, z.B. ein Angiologe mit einem Kardiologen und Gastroenterologen oder eines Thoraxchirurgen mit einem Unfallchirurgen und Visceralchirurgen.[54] Zu der Frage, ob diese oder ähnliche Konstellationen das geforderte Merkmal „fachübergreifend" erfüllt, findet sich im Gesetzestext keine klare Antwort. Gegenwärtig wird im Allgemeinen die Ansicht vertreten, dass aufgrund der strengen Vorgaben des Zulassungsrechts[55] und der daraus ableitbaren Intention der strikten Trennung eine Zusammenarbeit von Ärzten mit unterschiedlichen Schwerpunkten desselben Fachgebietes nicht als „fachübergreifend" bezeichnet werden kann.

In der Praxis unterscheiden die Kassenärztlichen Vereinigungen bei der Beurteilung der „fachübergreifenden Kompetenz" zwei Gruppen von Ärzten. So wird bei Arztgruppen, welche der Bedarfsplanung unterliegen, auf unterschiedliche Arztgruppen im Sinne dieser Bedarfsplanungs-Richtlinien abgestellt, während bei den Ärzten, welche der Bedarfsplanung nicht unterliegen[56] stattdessen unterschiedliche Fachgebiete im Sinne der Weiterbildungsordnung vorliegen müssen.[57]

Nach Ansicht der Kassenärztlichen Vereinigung Bayerns (KVB) ist also beispielsweise bei einer Kooperationen zwischen einem fachärztlich tätigen Internisten mit einem hausärztlich tätigen Internisten die fachübergreifende Kompetenz ebenso gegeben wie bei einem Zusammenschluss eines überwiegend psycholo-

---

[53] Vgl. Altendorfer, R., Merk, W., Jensch, I. (2004), S. 20, und DKG (2004), S. 21.

[54] Vgl. Altendorfer, R., Merk, W., Jensch, I. (2004), S. 20.

[55] In diesem Zusammenhang sei etwa auf die restriktiven Regelungen der Weiterbildungsordnungen der jeweiligen Bundesländer und der ZV-Ärzte hingewiesen. Genauere Ausführungen zu diesem Thema finden sich in Altendorfer, R., Merk, W., Jensch, I. (2004), S. 21.

[56] Ein Beispiel für eine solche Fachrichtung ohne Bindung an die Bedarfsplanung stellt die Berufsgruppe der Pathologen dar.

[57] Vgl. KVB (2004d), S. 10.

gisch tätigen Nervenarzt mit einem Psychotherapeuten. Hingegen erfüllen z.B. sowohl Zusammenschlüsse zwischen einem Orthopäden und einem Physiotherapeuten, einem hausärztlich tätigen Internisten und einem Allgemeinarzt als auch zwischen einem ausschließlich psychologisch tätigen Nervenarzt und einem Psychotherapeuten aufgrund der oben angeführten Unterscheidungskriterien die Voraussetzungen nicht. Zur Illustration sei an dieser Stelle auf die beispielhafte Abbildung 1 verwiesen.

fachübergreifende Kompetenz:	keine fachübergreifende Kompetenz:
Orthopäde – Chirurg	Orthopäde – Physiotherapeut
Internist (HA) – Internist (FA)	Internist (HA) – Allgemeinarzt
Internist (HA) – Kinderarzt	ausschl. psy. tät. Nervenarzt – Facharzt für psychotherapeutische Medizin
Nervenarzt – Psychotherapeut	ausschl. psy. tät. Nervenarzt – Psychotherapeut
üw. psy. tät. Nervenarzt – Psychotherapeut	Psychologischer Psychotherapeut – Kinder- und Jugendlichenpsychotherapeut
	Neurologe – Psychiater

Abbildung 1: **Beispielhafte Darstellung von fachübergreifenden und nicht-fachübergreifenden Kombinationsmöglichkeiten**[58]

Ebenfalls abgelehnt wird die Argumentation, dass ein einzelner Arzt mit einer Doppelzulassung aufgrund dieser u.U. als fachübergreifend kompetent im Sinne der Forderung des § 95 SGB V angesehen wird.[59] Das Gesetz, so die Begründung, stelle eindeutig auf mehrere Leistungserbringer ab, nicht aber auf einen einzelnen Leistungserbringer. Diese Argumentation erscheint einleuchtend und trifft mit Sicherheit auch die Intention hinter der Forderung nach „fachübergreifender Kompetenz", die eine bessere Zusammenarbeit zwischen verschiedenen ärztlichen

---

[58] Quelle: Eigene Darstellung in Anlehnung an KBV (2004d), S. 11.

[59] Vgl. Kassenärztliche Vereinigung Südbaden (2004), S. 20.

Leistungserbringern garantieren soll. Ob es in der Praxis aber nicht doch zu (im Extremfall gerichtlich durchgesetzten) skurrilen Einzelfällen kommt, bleibt abzuwarten.

Schwierigkeiten macht auch die im Prinzip durchaus „fachübergreifende" Zusammenarbeit zwischen Ärzten und Zahnärzten, da es hier in vielen Bereichen zu Zuständigkeitsschwierigkeiten zwischen den Kassenärztlichen und den Kassenzahnärztlichen Vereinigungen kommen kann. Teilweise wurde in der Vergangenheit die Möglichkeit einer parallelen Erbringung von ärztlichen und zahnärztlichen Leistungen durch dasselbe MVZ aufgrund der Eingliederung in die unterschiedlichen Versorgungsstränge in der Fachliteratur verneint.[60] Hingewiesen wurde hierbei insbesondere auf die § 33 Abs. 2 Ärzte-ZV bzw. § 33 Abs. 2 Zahnärzte-ZV, welche jeweils eine gemeinschaftliche Ausübung von vertragsärztlicher und vertragszahnärztlicher Tätigkeit untersagen. Ebenso findet sich in § 33 Abs. 1 Satz 2 Ärzte-ZV ein Verbot der parallelen Beschäftigung von Vertragsärzten und -zahnärzten im Rahmen einer Praxisgemeinschaft.

Dem gegenüber verweisen andere Stimmen auf das Fehlen entgegenstehender berufsrechtlicher Beschränkungen und die grundlegende Intention des Gesetzgebers, mittels des Instruments der Versorgungszentren historisch gewachsene Trennlinien zwischen unterschiedlichen Fachrichtungen aufzuweichen um dadurch eine schnittstellenärmere Versorgung der Versicherten zu gewährleisten.[61] Auch eine gewisse Analogie zu anderen Rechtsnormen, etwa § 72 Abs. 1 SGB V (Annahme des grundsätzlichen Zusammenwirkens von ärztlichen und zahnärztlichen Leistungserbringern zur Sicherstellung der ärztlichen Versorgung) oder § 15 Abs. 2 der MBO-ZÄ der Bundeszahnärztekammer (Ermöglichung eines Zusammenschlusses von niedergelassenen Zahnärzten mit anderen Ärzten in Form einer Partnerschaftsgesellschaft (PartG) gemäß dem Partnerschaftsgesellschaftsgesetz (PartGG)), scheint für die Möglichkeit eines zweigleisigen MVZ zu sprechen.[62]

Auch nach Ansicht der KVen wäre solch ein MVZ mit gemischtem Zulassungsstatus grundsätzlich vorstellbar. Bedingung hierfür wäre, dass einerseits die im

---

[60]   Vgl. Behnsen, E. (2004b), S. 606.
[61]   Vgl. Zwingel, B., Preißler, R. (2005), S. 39 – 40.

MVZ tätigen Ärzte und Zahnärzte durch das jeweils zuständige Gremium zugelassen sind und andererseits das MVZ selbst sowohl eine institutionelle Zulassung
für die ambulante vertragsärztliche als auch die ambulante -zahnärztliche Leistungserbringung erhält. Wie sich im Rahmen eines solch komplexen Systems ohnehin schon problematische Sachverhalte wie die ärztliche Leitung oder die Abrechnung der erbrachten Leistungen entwickeln werden kann zum gegenwärtigen
Zeitpunkt bestenfalls erahnt werden und dürfte ein interessantes Feld weiterer Be-
obachtung darstellen.[63]

Im Gegensatz zu den teils widersprüchlichen Aussagen bezüglich gemischter
MVZ aus Vertragsärzten und –zahnärzten ist ein Versorgungszentrum zwischen
verschiedenen Zahnärzten mit fachübergreifender Kompetenz[64] hingegen wieder
weitgehend unproblematisch. So regelt § 72 Abs. 1 SGB V, dass diejenigen Bestimmungen des 4. Kapitels des SGB V, die sich auf Ärzte beziehen, grundsätzlich auch für MVZ gelten, sofern keine abweichenden Regelungen vorliegen.
Gleichzeitig legt die Neufassung der Zulassungsverordnung für Vertragszahnärzte
in § 1 Abs. 3 ZV-Z fest, dass alle Regelungen auch für Versorgungszentren und
für in diesen angestellte Zahnärzte analog gelten. Daraus lässt sich ableiten, dass
der Gesetzgeber neben den ärztlichen MVZ auch zahnärztliche MVZ vorgesehen
hat, die von Vertragszahnärzten oder sonstigen zugelassenen Leistungserbringern
gegründet werden. In diesen zahnärztlichen MVZ werden in Analogie zu den bisherigen Ausführungen angestellte Zahnärzte unter **zahnärztlicher** Leitung im
Rahmen der vertragszahnärztlichen Versorgung tätig.[65] Die bisher getätigten Aussagen über MVZ gelten deswegen grundsätzlich und mit kleinen Begriffsabwand-
lungen auch für diese Zahnarzt-MVZ analog und werden auch im Folgenden nicht
separat behandelt.

---

[62]   Vgl. Ziermann, K. (2004), S. 543.

[63]   Am wahrscheinlichsten erscheint in diesem Fall eine strikt getrennte ärztliche Leitung für die Vertragsärzte sowie eine zahnärztliche Leitung für die Vertragszahnärzte des MVZ ohne Weisungs-
befugnisse für den jeweils anderen Leiter, um Fachgebietsüberschreitungen kategorisch auszuschließen.

[64]   Auf eine nähere Betrachtung des Begriffs der „fachübergreifenden Kompetenz" im Zusammenhang mit der eingeschränkten Anzahl an Fachgebietsgruppen bei den Vertragszahnärzten kann an
dieser Stelle nicht eingegangen werde. Siehe hierzu ausführlicher Ziermann, K. (2004), S. 543.

[65]   Vgl. Ziermann, K. (2004), S. 542.

Nun enden die Streitigkeiten über die möglichen Konstellationen aber keinesfalls mit der Klärung der „fachübergreifenden Kompetenz", denn auch über die möglichen Zusammensetzungen bei Vorliegen dieser geforderten Eigenschaft gibt es unterschiedliche Ansichten. Während von im Medizinrecht tätigen Juristen die vergleichsweise liberale Position vertreten wird, dass das Gesetz nicht auf die Sinnhaftigkeit der Facharztgruppen abstellt und lediglich pragmatische Restriktionen wie die Überlebensfähigkeit im Praxisalltag zu beachten sind[66], ist aus Sicht der KVen zumindest eine Kooperationsfähigkeit nach der Bedarfsplanungs-Richtlinie bzw. der Weiterbildungsordnung zwingende Vorraussetzung. Somit wäre eine Kooperation zwischen einem Gynäkologen und einem Augenarzt mangels Berührungspunkten dieser beiden Fachgebiete auch im Rahmen eines MVZ in den Augen der KVen eine höchst zweifelhafte Kombination.

Ungeklärt ist darüber hinaus die Fragestellung, ob ein solcher Mangel an Berührungspunkten durch eine „verbindende Fachrichtung" wie z.B. einen Allgemeinarzt geheilt werden kann, dessen Tätigkeit sich zumindest in gewissen Schnittmengen potentiell mit den anderen Fachrichtungen überschneidet. Es steht zu vermuten, dass solche kritischen, lateralen Kooperationen nicht zuletzt wegen der oben angeführten Überlebensfähigkeit im Alltag nur höchst selten auftreten werden. Im Fall der Fälle wird diese Streitfrage voraussichtlich durch die zuständigen Gerichte oder aber tatsächlich durch die Integration eines solchen „Verbindungs-Arztes" (vgl. Abbildung 2) gelöst werden.

---

[66] Vgl. Isringhaus, I., Wedland, H. (2004), S. 18.

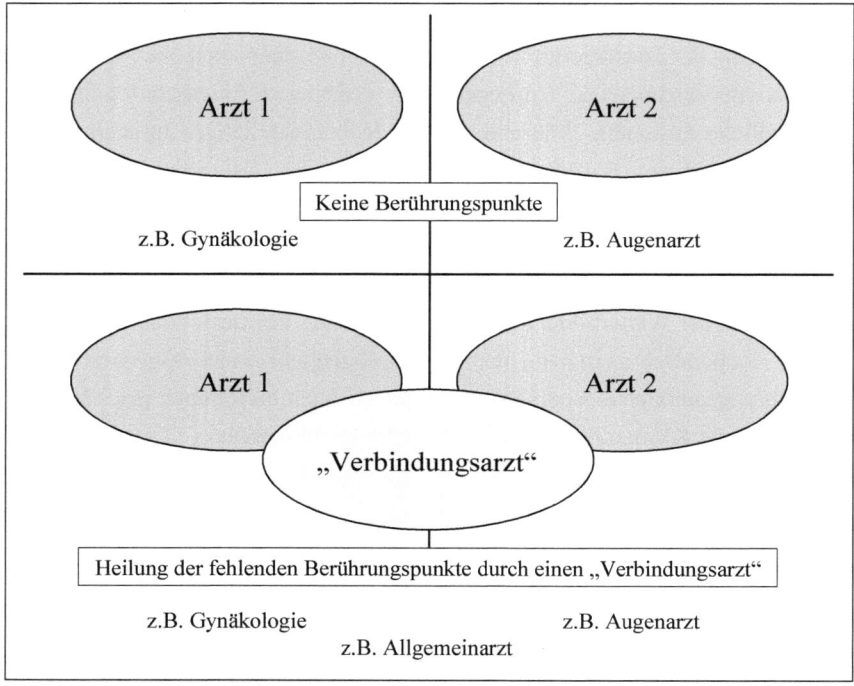

Abbildung 2: **Überwindung von mangelnden Berührungspunkten durch Integration eines „Schnittmengenarztes"[67]**

Zusammenfassend lässt sich feststellen, dass es trotz der anfänglichen Verwirrung und der aufgeführten Differenzen in Detailfragen mittlerweile einen relativ breiten Konsens über die Definition dieses Begriffes gibt, so dass das Merkmal der „fachübergreifenden Kompetenz" in der Praxis voraussichtlich nur in Ausnahmefällen Probleme bereiten wird. Generell ist sowohl in der Rechtsprechung in ähnlich gelagerten Fällen bei Gemeinschaftspraxen als auch in argumentativen Ausführungen zu dieser Thematik eine Tendenz zu einer liberaleren Handhabung zu beobachten.[68] So gibt es zahlreiche Kommentare, die begründend ausführen, dass eine zu restriktive Auslegung dieses Begriffes unnötig kontraproduktiv zum er-

---

67   Quelle: Eigene Darstellung.

68   Vgl. DKG (2004), S. 21.

klärten Ziel des GMG wäre, sektorale Grenzen zu überwinden und die Qualität der Gesundheitsversorgung nachdrücklich und dauerhaft zu verbessern.[69]

Gegenwärtig werden Überlegungen des Gesetzgebers laut, den Passus bezüglich der geforderten fachübergreifenden Kompetenz weiter zu konkretisieren bzw. aus Gründen der Praxistauglichkeit im Einzelfall ganz oder zumindest teilweise auf diese Forderung zu verzichten. Aber selbst falls diese grundsätzlich begrüßens-werte Deregulierung nicht Realität werden sollte, erscheint es sehr wahrschein-lich, dass solche formellen Details auf lange Sicht an Bedeutung verlieren wer-den, sobald die Experimentierphase von der Routine abgelöst wird. Die „erste Generation" von MVZ wird sich jedoch im konkreten Einzelfall mit dieser Prob-lematik befassen müssen – je nach der Haltung der zuständigen Kassenärztlichen Vereinigung etwas mehr oder etwas weniger intensiv.

2.1.3 Die „ärztliche Leitung"

§ 95 Abs. 1 Satz 2 SGB V legt fest, dass jedes zugelassene MVZ unter ärztlicher Leitung stehen muss.[70] Dieser Begriff war bisher nur im Krankenhausrecht zu finden und stellt im Bereich der ambulanten Versorgung eine Neuerung dar.[71] In Anlehnung an den Begriff des „ärztlichen Leiters" im Krankenhausbereich müs-sen gemäß dieser Regelung alle medizinischen Entscheidungsbefugnisse in letzter Instanz der Kontrolle eines oder mehrerer Ärzte unterliegen. Die ärztliche Leitung hat primär die Sicherstellung und Wahrnehmung der vertragsärztlichen Pflichten zu gewährleisten und als Ansprechpartner des MVZ gegenüber der zuständigen KV zu fungieren.[72] Darüber hinaus ist sie für die Überwachung der Hygienevor-schriften, die Fachaufsicht der Heil- und Hilfsmittelerbringer, die Sicherstellung der ärztlichen Dokumentation und ähnliche Aufgaben zuständig.[73] Diese gesetz-lich vorgeschriebene ärztliche Leitung erstreckt sich grundsätzlich auch auf die

---

[69] Vgl. Begründungstext des GMG, S. 424, und die Ausführungen über den Zusammenhang zwi-schen der fortschreitenden Zunahme des medizinischen Wissens und der Notwendigkeit von ärzt-licher Spezialisierung in Altendorfer, R., Merk, W., Jensch, I. (2004), S. 20 – 23.

[70] Der Begriff der ärztlichen Leitung bezieht sich im Folgenden auch auf zahnärztlich dominierte MVZ, es wird nicht explizit zwischen ärztlicher und zahnärztlicher Leitung differenziert werden.

[71] Vgl. Isringhaus, I., Wedland, H. (2004), S. 18.

[72] Vgl. KV Südbaden (2004), S. 7.

[73] Vgl. Altendorfer, R., Merk, W., Jensch, I. (2004), S. 24.

Tätigkeitsbereiche von im MVZ integrierten nichtärztlichen Leistungserbringer. In der Praxis werden mit Sicherheit gewisse Schranken und Restriktionen dieses Weisungsrechts zu beachten sein, die gewährleisten, dass die Kompetenzen der beteiligten nichtärztlichen Heilberufe nicht zu sehr eingeschränkt und daraus resultierende Konflikte bestmöglich verhindert werden.[74]

Diese Regelung soll – ergänzend zur Beschränkung der potentiellen Gründer und Eigentümer eines MVZ auf den Kreis der Leistungserbringer durch Zulassung, Ermächtigung oder Vertrag[75] – sicherstellen, dass bei den MVZ ebenso wie bei den klassischen Arztpraxen der medizinische Versorgungsauftrag im Vordergrund steht und wirtschaftliche Überlegungen und Zielsetzungen deutlich hinter diesem zurückstehen.[76] Allerdings spricht natürlich nichts dagegen, dass parallel zur ärztlichen Leitung eine kaufmännische Geschäftsführung des MVZ installiert wird und angesichts der Positionierung als Gesundheitszentrum (in Abgrenzung zum „Tante Emma Laden Einzelpraxis"[77]) ist ein solches professionelles Management sogar auf jeden Fall anzuraten.[78]

Wichtig ist in jedem Fall, dass der ärztliche Leiter seine Entscheidungen in medizinisch-fachlichen Problemstellungen ohne Weisungsbindung von anderen (nichtärztlichen) Entscheidungsträgern des MVZ treffen kann. Dabei ist es grundsätzlich unerheblich, ob der ärztliche Leiter ein im MVZ tätiger Vertragsarzt oder ein Angestellter ist, solange sich nicht durch die spezielle Konstellation in einem MVZ gewisse Zwänge aus dem Vertragsarztrecht ergeben (siehe hierzu auch Kapitel 2.5).

---

[74] Vgl. Künnemann, U. (2004), S. 1152.

[75] Vgl. § 95 Abs. 1 Satz 3 SGB V.

[76] Für eine weiterführende Diskussion dieses Themenkomplexes sei auf die Äußerungen des BÄK Präsidenten Hoppe verwiesen, abgedruckt in „Weitere Industrialisierung der Medizin befürchtet", Ärztezeitung vom 27.07.04.

[77] Laschet, H. (2004), S. 2.

[78] Vgl. Altendorfer, R., Merk, W., Jensch, I. (2004), S. 24, und Rüdell, O. (2004), S. 32.

Der ärztliche Leiter muss zwingend selbst im MVZ ärztlich tätig sein.[79] Seine Aufgaben und Kompetenzen müssen in ausführlicher und eindeutiger Form schriftlich (z.B. im Gesellschaftsvertrag) fixiert sein.[80] Da eine solche klare und eindeutige Abgrenzung zu den wirtschaftlichen Entscheidungsträgern als zwingende Vorraussetzung für die Zulassung und den Fortbestand eines MVZ gefordert wird, erscheint es verständlich, dass dieser Sachverhalt immer umfassend und rechtssicher niedergelegt sein sollte, um im Streitfall auf eindeutige Regelungen verweisen zu können.[81]

Wenn das MVZ in der Gesellschaftsform einer Kapitalgesellschaft geführt werden soll, wurden in der Vergangenheit mitunter noch weitereichende Forderungen aufgestellt. So wurde beispielsweise gefordert, dass in Anlehnung an die Vorschriften für Rechtsanwalts- und Steuerberatergesellschaften die Geschäftsführung einer MVZ GmbH einem Arzt obliegen sollte oder der ärztliche Leiter einer MVZ AG gleichzeitig auch Vorstandsmitglied sein muss.[82] Diese Forderungen erscheinen angesichts fehlender Parallelen in anderen Bereichen (z.B. beim ärztlichen Direktor im stationären Bereich) und aufgrund der praktischen Umsetzbarkeit aber als höchst fragwürdig und werden gemeinhin als überzogen abgelehnt.[83]

Diese Festschreibung eines ärztlichen Leiters zeigt deutlich, wie Ernst die Gefahr einer „Industrialisierung der Medizin" vom Gesetzgeber genommen wird und wie befürchtete Fehlentwicklungen durch Fokussierung auf die medizinischen Gesichtspunkte minimiert werden sollen. Allerdings erscheint es zugleich blauäugig, einerseits eine derartig restriktive Vorschrift zu implementieren, ohne andererseits

---

[79] Aus Sicht der KV Bayerns spricht auch die Haftungsfrage eindeutig für die Forderung, der ärztliche Leiter müsse selbst im MVZ tätig sein. Denn nur wenn er der Disziplinargewalt der jeweiligen KV unterliegt, kann er bei Nichteinhaltung der von ihm sicherzustellenden vertragsärztlichen Pflichten des MVZ in angemessener Form belangt werden. Vgl. KV Südbaden (2004), S. 7.

[80] Anmerkung: einige Kassenärztlichen Vereinigungen (z.B. KV Südbaden, KV Bayerns) fordern einen Vertragsarzt als ärztlichen Leiter, wenn in einem MVZ sowohl angestellte Ärzte als auch Vertragsärzte tätig sind. Sind nur angestellte Ärzte ärztlich im MVZ tätig, muss einer dieser Ärzte als Leiter bestimmt werden. Für den Fall, dass nur Vertragsärzte tätig sind, kann einer davon als ärztlicher Leiter ausgewählt werden. Ansonsten stellen alle Vertragsärzte gemeinsam die ärztliche Leitungsfunktion sicher. Vergleiche KV Südbaden (2004), S. 7.

[81] Vgl. Altendorfer, R., Merk, W., Jensch, I. (2004), S. 25.

[82] Diese Forderung war in der Kassenärztlichen Vereinigung Bayerns verbreitet und bis zum Anfang 2005 lag keine abschließende Beurteilung über die Berechtigung dieser Bedingung vor.

[83] Vgl. Altendorfer, R., Merk, W., Jensch, I. (2004), S. 25.

den kaum von der Hand zu weisenden Sachverhalt der „weichen Beeinflussung" zu berücksichtigen. So mag ein angestellter Arzt, der in einem MVZ als ärztlicher Leiter fungiert, zwar durchaus die geforderten festgeschriebenen Rechte und eine verbriefte Entscheidungsgewalt in medizinischen Sachfragen besitzen. In der Praxis steht jedoch zu vermuten, dass das abhängige Beschäftigungsverhältnis, in welchem sich der Arzt befindet, diese letztinstanzlichen Entscheidungsbefugnis zumindest mittelbar stark untergräbt und bis zu einem gewissen Maß aushebelt, da ein unliebsamer und allzu „sperriger" Leiter weit einfacher als ein Vertragsarzt unter Druck gesetzt oder gar ausgewechselt werden kann.

So wird folglich auch hier erst die Praxis zeigen, ob diese Zielsetzung mit dieser und anderen Regulierungen in der gegenwärtig gültigen Form erreicht werden können, oder ob die aufgezeigten Schutzmechanismen schleichend von ökonomische Notwendigkeiten untergraben werden und somit eine Nachbesserung unumgänglich wird.

2.1.4 Tätigkeit von ins Arztregister eingetragenen Ärzten

Die Eintragung in das Arztregister[84] ist unabdingbare Voraussetzung, um in Deutschland als Arzt tätig sein zu können.[85] Genaueres hierzu ist in § 95a SGB V geregelt:

„§ 95a

Voraussetzung für die Eintragung in das Arztregister für Vertragsärzte

Bei Ärzten setzt die Eintragung in das Arztregister voraus:
die Approbation als Arzt,
den erfolgreichen Abschluss entweder einer allgemeinmedizinischen Weiterbildung oder einer Weiterbildung in einem anderen Fachgebiet mit der Befugnis zum Führen einer entsprechenden Gebietsbezeichnung oder den Nachweis einer Qualifikation, die gemäß den Absätzen 4 und 5 anerkannt ist."[86]

---

[84] Für Details bezüglich der Eintragung ins Arztregister siehe auch die Zulassungsverordnung für Vertragsärzte (ZV-Ä), Abschnitt I, §§ 1 – 10.

[85] Vgl. Isringhaus, I., Wedland, H. (2004), S. 19.

[86] § 95a Abs. 1 SGB V.

Dieses Merkmal führt im Gegensatz zu den bisherigen Aspekten der Legaldefinition der MVZ nur zu geringen Schwierigkeiten. Es regelt lediglich, dass auf der Leistungserbringerebene des Versorgungszentrums approbierte und zum Allgemein- oder Facharzt weitergebildete Ärzte tätig sein müssen, die in ihrer Gesamtheit wiederum dem Merkmal einer fachübergreifenden Kompetenz (siehe Punkt 2.1.2.) genügen müssen. Wird ein im MVZ tätigen Arzt gemäß § 7 Ärzte-ZV aus dem Arztregister gestrichen, so führt dies aufgrund des konstitutiven Charakters dieser Eintragung zwingend und unmittelbar auch zu einem Widerruf der Anstellungsgenehmigung (bei angestellten Ärzten) bzw. zu der Notwendigkeit des Austritts dieses Arztes aus dem MVZ (im Falle von im MVZ tätigen Vertragsärzten).[87]

Interessanter und konfliktbeladener ist in diesem Zusammenhang der Umstand, dass in einem MVZ laut § 95 Absatz 1 Satz 2 SGB V neben Vertragsärzten auch angestellte Ärzte tätig werden können.[88] Dieses Nebeneinander von selbständigen und angestellten Medizinern war nicht von Beginn an geplant. Ursprünglich hatte der Gesetzgeber lediglich Medizinische Versorgungszentren mit angestellten Ärzten vorgesehen. Erst durch massive Lobbyarbeit der Ausgrenzung witternden Ärztevertretung wurden kurzfristig auch die Vertragsärzte mit in den Gesetzestext aufgenommen.[89]

Diese ursprünglich nicht geplante Ausweitung der im MVZ tätigen Leistungserbringer auf die Vertragsärzteschaft öffnet nun einerseits den Vertragsärzten die Möglichkeit, unter Wahrung ihrer Selbständigkeit und Freiberuflichkeit im oft als „Medizin-Fabrik" verteufelten MVZ tätig zu werden und erschließt somit neue Gestaltungsoptionen. Andererseits führt diese Änderung jedoch dazu, dass die MVZ sich inmitten des dichten Gewirrs des schier unüberblickbaren (und auf die MVZ nur mangelhaft vorbereiteten) Vertragsärzterechts wieder finden und von diesem stark behindert und ausgebremst werden.[90] Diverse Regelungen bezüglich der MVZ sind ausschließlich auf die Tätigkeit angestellter Ärzte zugeschnitten, so

---

[87]   Vgl. Zwingel, B., Preißler, R. (2005), S. 41.

[88]   Vgl. § 95 Abs. 1 Satz 2 SGB V: „... als Angestellte oder Vertragsärzte tätig sind.".

[89]   Vgl. Altendorfer, R., Merk, W., Jensch, I. (2004), S. 34.

[90]   Vgl. Küpper, J. (2004a).

dass bei Versorgungszentren unter Beteiligung von Vertragsärzten zahlreiche zusätzliche Probleme und Spannungsfelder auftauchen, die teilweise bis heute nicht abschließend geklärt werden konnten.[91] Dieser Sachverhalt wird im Laufe dieser Ausführungen wiederholt aufgegriffen und an passender Stelle kritisch beleuchtet und hinterfragt werden.

Ergänzend muss noch darauf hingewiesen werden, dass auf der Ebene der **ärztlichen** Leistungserbringer die in § 95 Abs. 1 S. 2 SGB V erfolgte Aufzählung abschließend ist. Aufgrund der bewussten Nicht-Nennung der Gruppe der ermächtigten Ärzte (zumeist begründet mit dem lediglich ergänzenden, oft zeitlich begrenzten Charakter der Ermächtigung) ist es nicht möglich, dass sich diese auf der Basis ihrer Ermächtigung unmittelbar als Leistungserbringer in ein MVZ einbringen. Dieser Ausschluss beschränkt sich jedoch lediglich auf die Leistungserbringung im Rahmen eines MVZ auf Basis der Ermächtigung und steht somit anderen Formen der Beteiligung bzw. Kooperation (z.B. Gründung und Teilhaberschaft an einem MVZ ohne selbst in diesem tätig zu sein, Anstellung im MVZ, Bildung von Praxis- oder Apparategemeinschaften mit einem MVZ, etc.) in keiner Weise entgegen.

Beispiel:
Ein ermächtigter Chirurg möchte in einem neu gegründeten, fachübergreifenden MVZ tätig werden. Da er aber nicht über eine individuelle Zulassung sondern lediglich über eine (im Regelfall temporäre) Ermächtigung verfügt, ist es ihm nicht möglich, diese in das MVZ einzubringen und analog zu dem im MVZ tätigen Vertragsarzt auf dieser Stelle selbst tätig zu sein. Eine „Ummünzung" von Ermächtigungen in Vertragsarztsitze über den Umweg der MVZ ist also auf keinen Fall möglich. Hingegen wäre es problemlos vorstellbar, dass der ermächtigte Arzt sich auf eine im Besitz des MVZ befindliche chirurgische Zulassung in Teilzeit anstellen ließe und somit doch noch wie beabsichtigt im Rahmen des Versorgungszentrums vertragsärztliche ambulante Leistungen erbringt.

---

[91] Als Beispiel sei hier die Führung eines MVZ in der Rechtsform einer GmbH zu nennen, die in der Begründung zu § 95 SGB V ausdrücklich genannt ist, aber gegenwärtig in mehreren Bundesländern (z.B. Bayern und Sachsen) aufgrund entgegenstehender Regelungen des Vertragsärzterechts nicht umgesetzt werden kann, sobald ein Vertragsarzt im MVZ tätig werden soll.

2.1.5 Zulässige Organisationsformen

Dieser Punkt wird neben der Definition der fachübergreifenden Kompetenz (siehe Punkt 2.1.2) mit Abstand am kontroversesten diskutiert. Generell legt § 95 Abs. 1 Satz 3, 1. Halbsatz anscheinend eindeutig fest, dass sich die MVZ „aller zulässigen Organisationsformen"[92] bedienen können, was bedeutet, „dass die Zentren sich aller juristischen Gestaltungsmöglichkeiten bedienen können, um die geforderte einheitliche Trägerschaft für das Leistungsangebot zu begründen"[93]. In der Begründung wird dabei neben der BGB-Gesellschaft ausdrücklich auch die GmbH genannt.[94]

Damit sind folgende Rechtsformen die grundsätzlich zulässigen Organisationsformen im gesellschaftsrechtlichen Sinn (seltene Sonderformen wurden an dieser Stelle weggelassen und werden an entsprechender Stelle in Kapitel 2.4 behandelt):[95]

- BGB-Gesellschaften (Gesellschaft des bürgerlichen Rechts (GbR))
- Handelsgesellschaften (OHG, KG, GmbH & Co KG)
- Partnerschaftsgesellschaft (PartG)
- Kapitalgesellschaften (GmbH, AG)
- Genossenschaften
- Vereine

Neben der gesellschaftsrechtlichen Zulässigkeit muss jedoch in jedem Fall die Zulässigkeit gemäß der berufsrechtlichen Bestimmungen beachtet werden, welche sich trotz gegenwärtig erkennbarer Liberalisierungsbemühungen in vielen Fällen noch immer als komplex und limitierend erweist (siehe hierzu ausführlich Kapitel 2.7).[96]

---

[92]   § 95 Abs. 1 Satz 3 SGB V.

[93]   Orlowski, U., Wasem, J. (2003), S. 83.

[94]   Vgl. KKF (2004), S. 152.

[95]   Aufzählung in Anlehnung an DKG (2004), S. 12.

[96]   Der 58. bayerische Ärztetag 2004 hat sich dafür ausgesprochen, dass Ärzte zukünftig ihre Praxen auch in der gegenwärtig noch teilweise verbotenen Rechtsform einer GmbH führen dürfen. Dieser Beschluss des Ärztetages hat jedoch selbst noch keine Rechtswirkung, sondern bedarf einer An-

In der Praxis ist zu erkennen, dass die zum heutigen Datum bereits gegründeten (und zumeist relativ klein angelegten) MVZ trotz der haftungsrechtlichen Bedenklichkeit bevorzugt auf praxiserprobte Gesellschaftsformen wie die GbR und in geringerem Maße die Partnerschaftsgesellschaft zurückgreifen.[97] Die Hauptursache hierfür liegt in dem Umstand, dass die MVZ häufig aus bereits existierenden und in der Rechtsform GbR und Partnerschaftsgesellschaft geführten Gemeinschaftspraxen hervorgehen, wodurch sich eine Weiterführung des neu gegründeten MVZ in derselben Rechtsform als nahe liegende Option anbietet. Auch unter steuerrechtlichen Gesichtspunkten erscheint vor allem für kleinere MVZ die bewährte Rechtsform einer Personengesellschaft in den meisten Fällen vorteilhafter (Vgl. hierzu ausführlich Kapitel 2.6). Es steht zu vermuten, dass vor allem größere, komplett neu gegründete MVZ oder solche mit ausschließlich angestellten Ärzten zukünftig verstärkt die Rechtsform der GmbH oder sogar der AG wählen werden, die bis zum heutigen Datum gegründeten Pionier-MVZ werden jedoch weitestgehend noch in der Rechtsform einer Personengesellschaft geführt.

Eine ausführliche Analyse und Bewertung der hier aufgeführten Organisationsformen findet sich im Kapitel 2.4 weswegen an dieser Stelle nicht detaillierter auf die einzelnen Möglichkeiten eingegangen, sondern auf die späteren Ausführungen verwiesen wird.

2.1.6 Gründung und Trägerschaft durch zugelassene Leistungserbringer

Der Wortlaut des § 95 Abs. 1 beschränkt den Kreis der möglichen Gründer eines MVZ auf Leistungserbringer, „die aufgrund von Zulassung, Ermächtigung oder Vertrag an der medizinischen Versorgung der Versicherten teilnehmen"[98]. Somit sind ausschließlich diejenigen zur Gründung eines Versorgungszentrums privilegiert, denen das SGB V den Status eines Leistungserbringers verleiht, nicht aber beispielsweise eine Kassenärztliche Vereinigung, Krankenkassen oder andere So-

---

passung des Heilberufe-Kammergesetzes durch den Gesetzgeber, bevor sich gründungswillige Ärzte hierauf berufen können.

[97] Beispielsweise werden beide der zum 01.01.2004 im Großraum Nürnberg zugelassenen MVZ der Ärzte Dr. Ober und Dr. Scharrer (siehe Kapitel 6.1) in der Rechtsform einer GbR geführt.

[98] § 95 Absatz 1 Satz 3 2. Halbsatz.

zialversicherungsträger. Auch pharmazeutische Hersteller bzw. Großhändler und Managementgesellschaften i. S. v. § 140 Abs. 1 Satz 1 Nr. 4 SGB V sind mangels Leistungserbringerstatus (alle geben keine Produkte oder Dienstleistungen unmittelbar an Versicherte bzw. Patienten ab) nicht zur Gründung eines MVZ ermächtigt.[99]

Nahe liegend ist die Gründung eines MVZ vor allem durch zugelassene Vertragsärzte (z.B. Umwandlung einer bereits bestehenden Gemeinschaftspraxis in ein MVZ) und Leistungserbringer im stationären Bereich. Auch die Gründung unter Beteiligung von Apotheken, Heil- und Hilfsmittelerbringern oder anderen zugelassenen Leistungserbringern kann abhängig von der Ausgangssituation vorteilhaft sein. Dieses wird jedoch vor allem in der gegenwärtigen, frühen Experimentalphase eher die Ausnahme sein als die Regel, da in der Praxis eine Bevorzugung von bewährten Strukturen gegenüber experimentellen Modellen beobachtet werden kann.

Diese Beschränkung des Kreises der potentiell Gründungsberechtigten dient ebenso wie die gesetzliche Festschreibung eines ärztlichen Leiters (siehe hierzu Kapitel 2.1.3) dem Ziel, eine primär an medizinischen Vorgaben und Notwendigkeiten orientierte Führung der MVZ zu gewährleisten.[100] Ausgeschlossen werden sollen durch diese Regelung vor allem reine Management- und Investmentgesellschaften, denen eine schwerpunktmäßig gewinnorientierte Ausrichtung unterstellt wird, deren Einfluss der Gesetzgeber im Bereich der vertragsärztlichen Versorgung der Versicherten weitestgehend unterbinden möchte.[101]

Eine abschließende Auflistung der gründungsberechtigten Leistungserbringer sowie eine detaillierte Betrachtung des Sachverhalts der mittelbaren Beteiligung nicht gründungsberechtigter Parteien erfolgt im Kapitel 2.2, wo auch auf besondere Konstellationen und weitere rechtlich kritisch Fragen (z.B. Zulassungsverlust bei Wegfall der Gründereigenschaften bei einem oder mehreren Betreibern des MVZ) näher eingegangen wird.

---

[99] Orlowski, U., Wasem, J. (2003), S. 84.
[100] Vgl. KKF (2004), S. 152.
[101] Vgl. Lell, U. (2004).

2.1.7 Zulassung des Medizinischen Versorgungszentrums

Als neue Versorgungsform der ambulanten, vertragsärztlichen Versorgung erhält das MVZ unmittelbar eine eigene (institutionelle) Zulassung.[102] Diese Zulassung erfolgt für den Ort der Niederlassung als medizinisches Versorgungszentrum und ist folglich an genau einen Sitz gebunden.[103] Hierdurch scheidet die Möglichkeit zur Zulassung von dezentralen bzw. überörtlichen Versorgungszentren von vornherein aus.

Die MVZ sind genau wie niedergelassene Vertragsärzte der Bedarfsplanung und somit auch eventuell bestehenden regionalen Zulassungsbeschränkungen aufgrund von Überversorgung unterworfen. In nicht beschränkten Planungsbereichen können Versorgungszentren bis zur Erreichung der in der Bedarfsplanung für dieses Fachgebiet vorgesehenen Anzahl an Vertragsarztsitzen relativ problemlos weitere Zulassungen beantragen und für diese Ärzte des entsprechenden Fachgebietes anstellen. Schwieriger stellt sich die Situation in gesperrten Planungsbereichen dar, allerdings gilt es in diesem Fall einige Sonderregelungen zu beachten, die unter Umständen dennoch eine Gründung ermöglichen.

So kann sich das MVZ selbst auf die Ausschreibung frei gewordener Vertragsarztsitze bewerben und bei Erfolg diese Vertragsarztsitze mitsamt der dazugehörigen Zulassung in das Versorgungszentrum integrieren und mit einem angestellten Arzt besetzen. Alternativ hierzu kann die Einbringung von Zulassungen auch durch bereits im beschränkten Planungsbereich niedergelassene Vertragsärzte erfolgen. Diese Einbringung kann einerseits unter Beibehaltung des Status als Vertragsarzt geschehen, was zu einem Nebeneinander von institutioneller Zulassung des MVZ und individueller Zulassung des Vertragsarztes führt. Alternativ kann der Vertragsarzt aber auch zugunsten des MVZ ganz auf seine Zulassung verzichten und sich in diesem danach anstellen lassen (siehe Abbildung 3).

---

[102] Vgl. Altendorfer, R., Merk, W., Jensch, I. (2004), S. 23.

[103] Vgl. KV Südbaden (2004), S. 19.

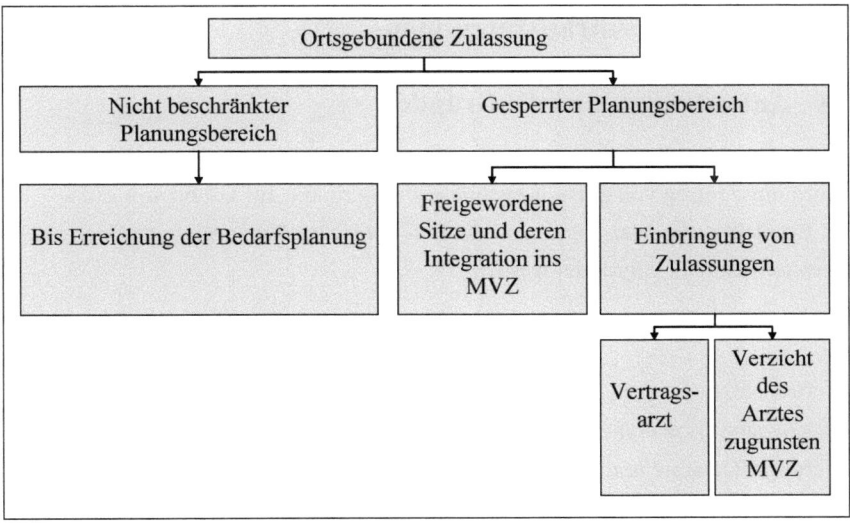

Abbildung 3:   Zulassung eines MVZ

Diese bewusst kurz und grundlegend gehaltenen Ausführungen über die Zulassung eines MVZ werden in Kapitel 2.3 aufgegriffen und in detaillierter Form unter Beachtung diverser Sonderfälle und Ausnahmeregelungen behandelt.

Nach dieser hinleitenden Betrachtung der einzelnen Elemente der Legaldefinition der MVZ sollen nun in den folgenden Kapiteln die kritischen Aspekte rund um die Gründung und den Betrieb eines Versorgungszentrums beleuchtet werden. Die Reihenfolge der Ausführungen orientiert sich hierbei grundsätzlich am Ablauf der auch in der Praxis notwendigen Planung zur Errichtung eines Medizinischen Versorgungszentrums. So wird zuerst auf die erforderlichen Gründungsvoraussetzungen eines MVZ eingegangen, bevor im weiteren Verlauf Aspekte wie die Besonderheiten der Zulassung, die Wahl der Rechtsform und verschiedene Gestaltungsoptionen Beachtung finden sollen. Ergänzend hierzu werden weiterführende, im Betrieb eines MVZ relevante Sachverhalte wie z.B. steuerrechtliche Regelungen oder Besonderheiten bei der Behandlung von Privatpatienten überblicksartig beleuchtet, um ein möglichst wirklichkeitsnahes Bild des oft noch als theoretisch-abstrakt empfundenen Konstrukts MVZ aufzuzeigen.

2.2 Gründungsvoraussetzungen

2.2.1 Anforderungen an die Gründer

Wie in Kapitel 2.1.6 bereits erwähnt, können gemäß § 95 SGB V Medizinische Versorgungszentren von allen „Leistungserbringern, die auf Grund von Zulassung, Ermächtigung oder Vertrag an der medizinischen Versorgung der Versicherten teilnehmen, gegründet werden"[104].

Unter diese Vorraussetzung fallen:[105]

- Vertragsärzte
- Vertragspsychotherapeuten *
- Vertragszahnärzte und ermächtigte Zahnärzte *
- Ermächtigte Krankenhausärzte / -psychotherapeuten
- Ermächtigte andere Ärzte und Psychotherapeuten *
- Krankenhausträger nach § 108 SGB V *
- Träger von Einrichtungen nach § 311 SGB V
- Ermächtigte Ärzte und Einrichtungen auf der Grundlage des BMV-Ä
- Ermächtigte Träger von Einrichtungen nach §§ 117, 118, 119, 119 a SGB V *
- Vorsorge- und Rehabilitationseinrichtungen §§ 111, 111a SGB V *
- Heilmittelerbringer § 124 SGB V *
- Hilfsmittelerbringer § 126 SGB V *
- Apotheken § 129 SGB V *
- Leistungserbringer nach § 132a Abs. 2, § 132b, § 132c Abs. 1 SGB V *

Hierbei ist zu beachten, dass die mit (*) gekennzeichneten Leistungserbringer nicht unmittelbar Ärzte anstellen dürfen, sondern für eine Anstellung den Mantel einer juristischen Person benötigen.[106]

---

[104] § 95 Absatz 1 Satz 3, 2. Halbsatz SGB V.

[105] Die hier aufgeführte Liste ist eine Zusammenstellung aus einer Übersicht der Kassenärztlichen Vereinigung Bayerns, welche mit den Auflistungen von Altendorfer, R., Merk, W., Jensch, I. (2004), S. 18 – 19 und KV Südbaden (2004), S. 7 – 8 abgeglichen und zum Teil erweitert wurde.

[106] Vgl. KV Südbaden (2004), S. 8.

Diese Auflistung der potentiellen Gründer eines MVZ ist erschöpfend. Es ist also nicht möglich, dass eine hier nicht aufgeführte natürliche oder juristische Person bzw. eine nicht aufgelistete Gesellschaft oder Vereinigung sich an der Gründung eines MVZ unmittelbar beteiligt. Neben der in Kapitel 2.1.3 behandelten, gesetzlich vorgeschriebenen ärztlichen Leitung jedes MVZ ist diese Einschränkung des Kreises der potentiellen Gründer der zweite wesentliche Schutzmechanismus, durch welchen der Gesetzgeber den Einfluss von anderen, vorrangig auf Gewinnmaximierung ausgerichteten Initiatoren bzw. Betreiber so gering wie möglich halten will. Durch die Festschreibung der oben aufgeführten Leistungserbringer als einzig Gründungsprivilegierte wird versucht, bereits von Beginn an primär auf medizinische statt auf monetäre Ziele ausgerichtete Versorgungszentren zu erhalten.[107]

2.2.2   Voraussetzungen für den Fortbestand des MVZ

Um das erklärte Ziel dieser Regelung, die Stärkung einer medizinischen Sichtweise in Entscheidungsprozessen rund um die MVZ, auch nachhaltig gewährleisten zu können, bleibt die Beschränkung auch über die erfolgte Gründung des MVZ hinaus in Kraft. Sie stellt eine weiterhin notwendige Bestandsvoraussetzung dar, bei deren Wegfall unweigerlich der Entzug der Zulassung droht. Diese Regelung kann in Einzelfällen sehr problematisch sein und den Bestand des MVZ unnötig gefährden. So droht beispielsweise beim Fehlen einer absichernden vertraglichen Regelung der Zulassungsentzug, wenn ein im MVZ tätiger und an diesem beteiligter Vertragsarzt aus Altersgründen seine Zulassung zurückgeben muss (also kein Leistungserbringer im Sinne der Definition des § 95 SGB V mehr ist) und dennoch als Miteigentümer weitergeführt wird. Ähnlich stellt sich der Fall dar, wenn ein am MVZ beteiligter Vertragsarzt plötzlich verstirbt und seine Anteile am MVZ an Nicht-Leistungserbringer vererbt werden oder aber Anteile am MVZ an andere als die aufgeführten Leistungserbringer veräußert werden (z.B. Banken, denen die Anteile im Rahmen einer Sicherungsübereignung übertragen werden).[108] Auch die Frage, inwieweit Vertragsärzte, die ihre Zulassungen auf ein MVZ übertragen und sich in diesem anstellen lassen, auch nach dieser Umwand-

---

[107]   Vgl. KFF (2004), S. 152.

[108]   Vgl. Künnemann, U. (2004), S. 1152.

lung noch Miteigentümer und somit Mitbetreiber sein können, ist mitunter strittig. Während eine pragmatische Auslegung dies aufgrund der in vorangegangenen Kapitel aufgeführten abschließenden Aufzählung der potentiellen Gründer bzw. Betreiber klar verneinen würde, vertritt beispielsweise die KVB eine praxisnähere Sichtweise, die eine Beteiligung unter gewissen Bedingungen (Tätigkeit im MVZ und Verbleiben der Anteile im Eigentum des Arztes) erlaubt.[109] Auch hier wird jedoch deutlich darauf hingewiesen, dass diese Ansicht noch nicht juristisch bestätigt wurde und es somit zu abweichenden Urteilen durch Gerichte und Zulassungsausschüsse kommen kann.

Wie eng diese Regelungen in der Praxis ausgelegt bzw. wie streng Verstöße geahndet werden, kann zum derzeitigen Zeitpunkt nicht mit Sicherheit gesagt werden. Generell sollten diese Stolperfallen in Absprache mit der zuständigen Kassenärztlichen Vereinigung und einem auf das Medizinrecht spezialisierten Anwalt durch relativ problemlos realisierbare Klauseln im Gesellschaftsvertrag rechtlich abgesichert werden, um im Fall der Fälle unnötigen Ärger zu vermeiden und den Bestand des MVZ nicht leichtfertig zu gefährden.

Bisher weitgehend ungeklärt ist der Bereich der mittelbaren Beteiligung, über welchen findige Investoren der Intention des Gesetzgebers zum Trotz Einfluss auf die Geschicke eines oder mehrerer MVZ nehmen können. Beteiligt sich beispielsweise ein Investor, der nicht Leistungserbringer im Sinne des § 95 SGB V ist, maßgeblich an einem kleineren Krankenhaus und gründet dieses wiederum ein MVZ, so hat der Anteilseigner des Krankenhauses je nach Konstellation im Einzelfall eine nicht zu vernachlässigende Einflussmöglichkeit auf das MVZ.[110] Solange dieser Sachverhalt der mittelbaren Beteiligung nicht gerichtlich oder gesetzlich geklärt wurde, können die Beschränkung des Gründerkreises und das Verbot der unmittelbaren Beteiligung dem Ziel des Ausschlusses primär profitorientierter Parteien voraussichtlich nur kurzfristig gerecht werden. Abhängig von den Erfolgsaussichten der MVZ ist zu erwarten, dass schon bald geeignete, mittelbare

---

[109] Vgl. Kassenärztliche Vereinigung Bayerns (2005), S. 3.

[110] Zur Problematik der mittelbaren Beteiligung bzw. möglicher Umgehungsstrategien vergleiche auch Altendorfer, R., Merk, W., Jensch, I. (2004), S. 19 – 20.

Beteiligungskonstrukte entwickelt werden, welche die Wirksamkeit des gesetzlichen Verbots aufweichen oder ganz aushebeln.

2.2.3 Abgrenzung: Gründerebene und Leistungserbringerebene

Diese beiden Ebenen werden nicht selten irrtümlich vermischt oder gar synonym verwendet. Die folgenden Ausführungen sollen helfen, beide Ebenen trennscharf voneinander abzugrenzen und dadurch Missverständnissen vorzubeugen.

Die **Gründerebene** ist grundsätzlich von der Leistungserbringerebene losgelöst. So kann ein einzelner Vertragsarzt problemlos mehrere MVZ gründen, ohne in einem einzigen davon selbst tätig zu sein. Die Möglichkeiten der Mitgründung bzw. Beteiligung ist darüber hinaus weder an den Zulassungsbezirk des beteiligungswilligen Arztes noch an die Zuständigkeitsgebiete der einzelnen KVen gebunden, so dass sich ein in Mittelfranken zugelassener Arzt problemlos an einem MVZ in Berlin und einem weiteren in Hamburg finanziell beteiligen kann.[111] Ebenso können auf dieser Ebene zwei Ärzte der gleichen Fachrichtung (z.B. zwei Allgemeinärzte) gemeinsam ein MVZ gründen, da sich das Merkmal der fachübergreifenden Tätigkeit auf die Leistungserbringerebene beschränkt.[112]

Der bzw. die Gründer können auch Leistungserbringer sein, die im MVZ selbst nicht als solche auftreten (z.B. Apotheken, Heil- und Hilfsmittelerbringer), jedoch keine nicht-ärztlichen, natürliche Personen (z.B. Hebammen). Obwohl generell gründungsberechtigt bedarf in diesem Beispiel die Hebamme des „Mantels einer juristischen Person" (GmbH, AG), um auch tatsächlich als Gründer eines MVZ in Aktion treten zu können. Eine Konstellation aus gründenden Ärzten und einer „Hebammen-GmbH" wäre also wiederum denkbar, da in diesem Fall die Hebamme als juristische, nicht aber als nicht-ärztliche natürliche Person in Erscheinung tritt.[113] Selbst die Gründung bzw. der Betrieb eines MVZ ganz ohne Beteiligung eines oder mehrerer Ärzte (z.B. durch einen Krankenhausträger) ist möglich, solange kritische Bereiche wie z.B. die gesetzlich zwingend vorgeschriebene ärzt-

---

[111]   Die entsprechenden Regulierungen bezüglich der ärztlichen Tätigkeit bleiben hiervon jedoch unberührt.

[112]   Vgl. Kassenärztliche Vereinigung Bayerns (2004d), S. 4.

[113]   Vgl. Kassenärztliche Vereinigung Bayerns (2004e), S. 27 – 28.

liche Leitung eines MVZ eindeutig vertraglich geregelt sind.[114] Auf dieser Ebene greift auch die unter Punkt 2.2.2. beschriebene Restriktion der möglichen Gründer und Betreiber eines MVZ. Verliert einer der Gründer, der gleichzeitig auch Betreiber des MVZ ist, seinen Leistungserbringerstatus (z.B. durch Entzug seiner Zulassung als Vertragsarzt oder bei Erreichen der oberen Altersgrenze von 68 Jahren), so droht ohne entsprechenden Ausschluss vom Eigentum am MVZ (bzw. dessen Trägergesellschaft) nach § 95 Abs. 6 SGB V dem MVZ der Zulassungsentzug.[115] Verliert hingegen einer von mehreren im MVZ tätigen Vertragsärzten, der weder Gründer noch (Mit-)Eigentümer des MVZ ist, seine Zulassung, so kann er nicht weiter im MVZ tätig werden, die Zulassung des MVZ an sich wird hierdurch jedoch grundsätzlich nicht gefährdet.

Zu dieser Konstellation ist anzumerken, dass nach Ansicht der Kassenärztlichen Vereinigungen in einem MVZ, in dem auch oder ausschließlich Vertragsärzte angestellt sind, diese auch zwingend (Mit-) Gründer bzw. (Mit-) Gesellschafter des MVZ sein müssen. Begründet wird diese Vorgabe mit der Argumentation, dass andernfalls ein Dienstvertrag zwischen dem MVZ und dem Vertragsarzt vorliegen würde, der mit dem Gebot der ärztlichen Freiberuflichkeit nicht vereinbar wäre.[116] Folgt man dieser Argumentation, so wäre der oben geschilderte zweite Fall in entsprechender Abwandlung deckungsgleich mit dem ersten und es würde in beiden übereinstimmend zu einer Gefährdung der Zulassung des MVZ kommen. Angesichts der anstehenden Liberalisierungen des Berufsrechts und der Intention des Gesetzgebers mit den MVZ eine neue, innovative Versorgungsform zu schaffen erscheint es allerdings mehr als fraglich, ob derartig enge Auslegungen in der Praxis auf Dauer bestand haben werden.

Auf der Ebene der **Leistungserbringer** gilt das vom Gesetz geforderte und im Rahmen von Kapitel 2.1.2 näher analysierte Merkmal der fachübergreifenden Kompetenz. Da der Gesetzgeber im Gesetzestext nur von im Arztregister eingetragenen Ärzten als im MVZ Tätige spricht, bezieht sich das geforderte Merkmal

---

[114] Vgl. Künnemann, U. (2004), S. 1152.

[115] Vgl. Altendorfer, R., Merk, W., Jensch, I. (2004), S. 51.

[116] Vgl. Kassenärztliche Vereinigung Bayerns (2004e), S. 19.

auch nur auf die ärztlichen Leistungserbringer.[117] Hierbei ist es gänzlich unerheblich, ob es dabei um im MVZ tätige Vertragsärzte oder aber um angestellte Ärzte handelt. Weitere mit dem MVZ kooperierende nichtärztliche Leistungserbringer (z.B. Apotheken, Heil- und Hilfsmittelerbringer) sind grundsätzlich möglich, werden jedoch auf der Leistungserbringerebene nicht explizit berücksichtigt. Zur besseren Verdeutlichung soll diese gedankliche Trennung im Folgenden graphisch dargestellt werden (vgl. Abbildung 4).

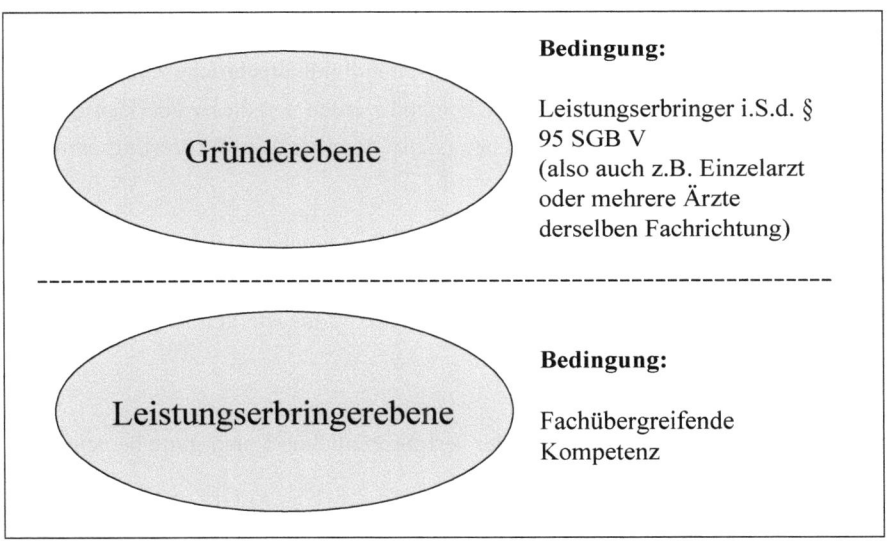

Abbildung 4:   Abgrenzung von Gründer- und Leistungserbringerebene[118]

2.3 Zulassung von Medizinischen Versorgungszentren

2.3.1 Rechtsfolgen der Zulassung

Im Gegensatz zu den bisher möglichen Kooperationsformen (z.B. Gemeinschafts-praxis oder Praxisgemeinschaft) werden in einem MVZ nicht mehr der darin täti-ge Vertragsarzt bzw. angestellte Arzt einzeln zugelassen, sondern die Zulassung zur vertragsärztlichen Versorgung erfolgt unmittelbar für das Versorgungszent-rum selbst im Rahmen einer institutionellen Zulassung.[119] Insoweit in dem MVZ Vertragsärzte tätig sein werden, bleiben deren individualrechtliche Zulassungen parallel zur Zulassung des MVZ bestehen und werden von dieser überlagert, wor-aus sich einige Besonderheiten ergeben (siehe „Rechtsfolgen für Vertragsärzte des MVZ").

Aus dieser institutionellen Zulassung für das MVZ ergeben sich als Rechtsfolge eine Reihe von Rechten und Pflichten sowohl für das Versorgungszentrum selbst als auch für die im MVZ tätigen Vertragsärzte bzw. angestellten Ärzte.

Rechtsfolgen für das MVZ:[120]

- Das MVZ ist zur Teilnahme an der vertragsärztlichen Versorgung berechtigt und verpflichtet.
- Die vertraglichen Bestimmungen über die vertragsärztliche Versorgung (z.B. Bundesmantelvertrag - Ärzte) sind für das MVZ verbindlich.
- Das MVZ hat dafür einzustehen, dass angestellte Ärzte die vertragsärztlichen Pflichten einhalten.
- Das MVZ kann
    - o an Ausschreibungsverfahren für Zulassungen gemäß § 103 Abs. 4 SGB V teilnehmen,
    - o Ärzte anstellen, ohne sich wie beim „Job-Sharing" zur Einhaltung einer Punktzahlobergrenze verpflichten zu müssen,

---

[119] Vgl. Altendorfer, R., Merk, W., Jensch, I. (2004), S. 23.

[120] Vgl. hierzu Anlage C: „Anlage zum Antrag auf Zulassung eines MVZ" des Zulassungsausschuss Ärzte Mittelfranken, Juli 2004, S. 4 – 5.

o an Projekten der Integrierten Versorgung / Hausarztzentrierter Versorgung teilnehmen,

o im MVZ freiwerdende Arztstellen nachbesetzen.

Rechtsfolgen für angestellte Ärzte des MVZ:

- Angestellte Ärzte verfügen über keine individuelle Zulassung.
- Angestellte Ärzte werden gemäß § 95 Abs. 3 Satz 2 SGB V Mitglieder der für den Vertragsarztsitz des MVZ zuständigen Kassenärztlichen Vereinigung und unterliegen somit der Disziplinargewalt der Kassenärztlichen Vereinigung.
- Angestellte Ärzte sind ebenfalls der für Vertragsärzte eingeführten Fortbildungsverpflichtung gemäß § 95d Abs. 5 SGB V unterworfen.
- Angestellte Ärzte unterliegen dem Qualifikationsvorbehalt für Leistungen, für die nach § 135 Abs. 2 SGB V eine besondere Genehmigungspflicht vorgesehen ist.[121]
- Angestellte Ärzten werden in der Bedarfsplanung anteilig gemäß ihrer gemeldeten Wochenarbeitszeit berücksichtigt (§ 101 Abs. 1 Satz 6 SGB V).

Rechtsfolgen für Vertragsärzte des MVZ:

- Die individualrechtliche Zulassung von im MVZ tätigen Vertragsärzten bleibt parallel zur institutionellen Zulassung des MVZ bestehen und wird von dieser für die Dauer der Tätigkeit im MVZ überlagert.
- Durch die weiterhin bestehende individualrechtliche Zulassung steht jeder Vertragsarzt für eventuelle Verletzungen seiner vertragsärztlichen Pflichten selbst ein und kann das MVZ jederzeit unter Mitnahme seiner Zulassung wieder verlassen, um sich innerhalb des Planungsbereiches niederzulassen.[122]

---

[121] Beispiele für solche Leistungen mit Qualifikationsvorbehalt sind MRT (Magnetfeld Resonanz Tomographie) und CT (Computertomographie).

[122] Im Gegensatz hierzu hat grundsätzlich der ärztliche Leiter bzw. das MVZ selbst für die Einhaltung der ärztlichen Pflichten durch die angestellten Ärzte einzustehen. Dieses Recht der erneuten Niederlassung beschränkt sich rein auf zulassungsrechtliche Aspekte und berücksichtigt nicht eventuelle privatrechtliche Regelungen (z.B. Konkurrenzschutzklausel), welche die Niederlassung innerhalb eines bestimmten Umkreises oder innerhalb einer gewissen Frist (längstens aber für zwei Jahre, siehe hierzu auch das Urteil vom Bundesgerichtshof vom 29.09.2003, Aktenzeichen II ZR 59/02) untersagen. Diese Regelungen haben rein privatrechtlichen Charakter und berühren nicht die zulassungsrechtlichen Regelungen.

- Insofern es um die selbstbestimmte, ärztliche Berufsausübung geht, sind die Weisungsrechte des ärztlichen Leiters gegenüber dem im MVZ tätigen Vertragsarzt stark eingeschränkt.

Medizinische Versorgungszentren unterliegen genau wie Vertragsärzte der Bedarfsplanung und den Zulassungsbeschränkungen des § 103 SGB V.[123] In nicht zulassungsbeschränkten Gebieten kann die Zulassung von „neuen" Vertragsarztsitzen bis zum Erreichen der in der Bedarfsplanung für das betroffene Fachgebiet vorgesehenen Anzahl ohne größere Probleme erwirkt werden. In zulassungsbeschränkten Gebieten hingegen muss das MVZ bereits bestehende Vertragsarztsitze erwerben bzw. einbringen. Hierbei sind verschiedene Szenarien denkbar, die im Folgenden dargestellt werden sollen.

2.3.2 Einbringung von Zulassungen

2.3.2.1 Einbringung durch Vertragsarzt ohne Aufgabe der individuellen Zulassung

Bei dieser von den Vertragsärzten im Allgemeinen als vorteilhafteste Variante angesehenen Möglichkeit gründen meist ein oder mehrere Ärzte im selben Planungsbereich ein MVZ, in welchem sie auch selbst als Vertragsarzt tätig werden. Die individuelle Zulassung des Vertragsarztes bleibt dabei vollständig erhalten und kann deswegen im Falle eines Austritts des Vertragsarztes aus dem MVZ auch wieder entsprechend mitgenommen werden.[124] Zulassungsrechtlich ist dieser Vorgang dabei weitestgehend unproblematisch, solange die Übertragung innerhalb ein und desselben Planungsbezirks stattfindet. Da der Vertragsarzt bereits in diesem Planungsbezirk zugelassen ist, verändert sich der Versorgungsgrad durch die Übertragung insgesamt nicht („bedarfsplanungsneutrale Übertragung"). Somit ist ein Zulassungstransfer auf ein MVZ selbst in überversorgten und deswegen für die jeweilige Fachrichtung gesperrten Bezirken möglich, da es rein verwaltungstechnisch lediglich eine Umwandlung der Praxisform (wie beispielsweise der Zu-

---

[123]   Vgl. Quaas, M. (2004).

[124]   Vgl. Altendorfer, R., Merk, W., Jensch, I. (2004), S. 37.

sammenschluss zweier Praxen zu einer Gemeinschaftspraxis) bzw. eine Verlegung des Praxissitzes darstellt (vgl. Abbildung 5).[125]

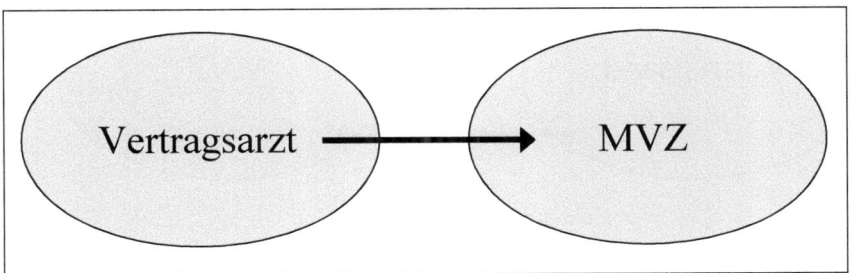

Abbildung 5:   Planungsbezirksinterne Verlegung eines Vertragsarztsitzes[126]

Schwieriger stellt sich die Situation dar, wenn ein Arzt aus einem anderen Planungsbezirk als Vertragsarzt in einem MVZ tätig werden will. Eine direkte Übertragung, wie im vorangegangenen Sachverhalt geschildert, ist in einem solchen Fall nicht möglich. Wenn der Planungsbereich für das jeweilige Fachgebiet nicht gesperrt ist, kann der Arzt seine Zulassung im bisherigen Bezirk zurückgeben und sich im Planungsbezirk des MVZ mit einer neu beantragten Zulassung niederlassen bzw. die neu erworbene Zulassung in das MVZ einbringen. Wenn im Planungsbezirk des MVZ-Sitzes hingegen Zulassungsbeschränkungen wegen Überversorgung angeordnet sind, ist eine solche „Übersiedlung" nicht ohne weiteres möglich (vgl. Abbildung 6). Der Vertragsarzt muss sich in diesem Fall ganz normal beim Zulassungsausschuss um eine freiwerdende Zulassung bewerben oder aber als angestellter Arzt auf einem eventuell vorhandenen Vertragsarztsitz des MVZ tätig werden.[127]

---

[125]   Vgl. Stellpflug, M. (2004), S. 29 – 30.

[126]   Quelle: Eigene Darstellung in Anlehnung an KVB (2004d), S. 17.

[127]   Für Informationen die Zusammensetzung und Zuständigkeiten des Zulassungsausschuss betreffend vergleiche § 34 der ZV-Ä.

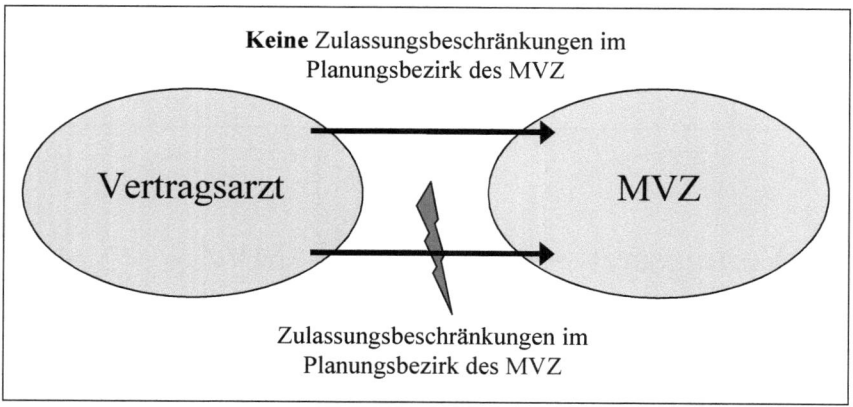

Abbildung 6: **Planungsbezirkübergreifende Verlegung eines Vertragsarzt-sitzes**[128]

In dieser Konstellation leiht sich das MVZ faktisch die aus den Zulassungen der Vertragsärzte abgeleitete Legitimation zur Teilnahme an der ambulanten vertrags-ärztlichen Versorgung, verliert diese aber auch beim Austritt der Vertragsärzte wieder, was bei mangelhafter vertraglicher Regelung zu existenzgefährdenden Szenarien führen kann. Der Vertragsarzt ist nach wie vor freiberuflich und selbst-verantwortlich tätig, muss jedoch seinen Vertragsarztsitz an den Ort der Nieder-lassung des MVZ verlegen.[129] Er kann also nicht lediglich „pro forma" seine Tä-tigkeit in das MVZ verlegen und für dieses weiter in der eigenen Praxis tätig sein, so diese nicht deckungsgleich mit dem Ort der Niederlassung des MVZ ist.[130]

Da die Option zur Beschäftigung von Vertragsärzten in MVZ, wie mehrfach er-wähnt, erst nachträglich eingefügt wurde, ist diese Variante von allen Dreien die Problembehaftetste, in welcher darüber hinaus viele der großen Chancen der Ver-sorgungszentren (z.B. Aufteilung von Vertragsarztsitzen auf mehrere angestellte Ärzte) nicht oder nur teilweise realisiert werden können. Dennoch scheuen viele Vertragsärzte eine vollständige Übertragung der Zulassung auf das MVZ und die gleichzeitige Anstellung in selbigem und bevorzugen die als „sicherer" empfun-

---

[128] Eigene Darstellung in Anlehnung an KVB (2004d), S. 17.

[129] Vgl. Stellpflug, M. (2004), S. 29 – 30.

[130] Vgl. KV Südbaden (2004), S. 19.

dene Option des Erhalts der freiberuflichen Tätigkeit mitsamt der Aussicht, das MVZ jederzeit unter Mitnahme ihrer Zulassung wieder verlassen zu können. Es steht zu vermuten, dass dieses unterschwellige Misstrauen gegenüber der neuen Versorgungsform MVZ mit zunehmender Routine im Laufe der Zeit abebben wird. Wie lange dieser Prozess der Vertrauensbildung benötigt, wird dabei maßgeblich von den Erfahrungen und dem Erfolg der MVZ abhängen.

2.3.2.2 Einbringung durch Vertragsarzt mit Aufgabe der individuellen Zulassung

Diese Option war ursprünglich als der Goldstandard für die Gründung von MVZ in zulassungsbeschränkten Planungsbezirken gedacht. Sie hat jedoch durch die Aufnahme der Vertragsärzte in die MVZ (siehe 2.3.2.1.) in den Augen vieler Vertragsärzte an Attraktivität verloren. Generell stellt sich die Ausgangssituation bezüglich der Übertragung der Zulassung auf das MVZ analog zu den Ausführungen im vorangegangenen Kapitel dar. Auch in diesem Fall ist der Vorgang der Einbringung in für die jeweilige Fachrichtung nicht gesperrten Planungsbereichen weitgehend unproblematisch. In gesperrten Planungsbereichen gelten die bereits erwähnten Einschränkungen bezüglich der bisherigen Tätigkeit im selben Planungsbezirk, in welchem auch das MVZ seinen Sitz hat bzw. haben wird. Abweichend zum ersten Szenario überträgt der Vertragsarzt in diesem Fall seine Zulassung aber vollständig und **unwiederbringlich** auf das Medizinische Versorgungszentrum.

Die Rechtsgrundlage hierfür stellt der durch das GMG neu eingeführte § 103 SGB V dar, welcher besagt:

„Verzichtet ein Vertragsarzt in einem Planungsbereich, für den Zulassungsbeschränkungen angeordnet sind, auf seine Zulassung, um in einem medizinischen Versorgungszentrum tätig zu werden, so hat der Zulassungsausschuss die Anstellung zu genehmigen; eine Fortführung der Praxis nach Absatz 4 ist nicht möglich.“[131]

---

[131]   § 103 Abs. 4a Satz 1 SGB V.

Hieraus ergibt sich, dass die Anstellung eines Arztes in einem MVZ, auf welches er seinen Zulassungsstatus übertragen hat, durch den Zulassungsausschuss genehmigt werden muss. Diese Entscheidung ist allerdings eine so genannte „gebundene Entscheidung", in welcher der Zulassungsausschuss bei Vorliegen der Bedingungen des § 103 Abs. 4a Satz 1 SGB V keinerlei Ermessensspielraum besitzt.[132] Der im MVZ angestellte Arzt wird nicht von vornherein mit dem vollen Faktor 1,0 auf die Bedarfsplanung angerechnet, sondern gemäß seiner gemeldeten, wöchentlichen Arbeitszeit.[133] Da hierdurch einerseits gestalterische Freiheiten für individuell vorteilhafte Arbeitszeiten geschaffen werden sollten (z.B. reduzierte Arbeitszeiten für weibliche Ärzte mit Kindern oder ältere Ärzte kurz vor dem Übergang in die Rente), andererseits aber einer zu starken Zersplitterung und Wildwuchs Einhalt geboten werden sollte, wurden vom Gemeinsamen Bundesausschuss vier Korridore mit jeweils eigenem Anrechnungsfaktor geschaffen (siehe Abbildung 7).[134]

Vertraglich vereinbarte Arbeitszeit	→	Anrechnungsfaktor auf die Bedarfsplanung
Bis 10 Stunden pro Woche	→	0,25
Über 10 bis 20 Stunden pro Woche	→	0,50
Über 20 bis 30 Stunden pro Woche	→	0,75
Über 30 Stunden pro Woche	→	1,00

Abbildung 7: **Anrechnungsfaktoren auf die Bedarfsplanung gemäß der gemeldeten Wochenarbeitszeit[135]**

Eine Erhöhung der gemeldeten, wöchentlichen Arbeitszeit[136] bedarf in jedem Fall der Genehmigung des Zulassungsausschusses, eine Verringerung muss hingegen

---

[132] Vgl. KKF (2004), S. 165.

[133] Vgl. § 101 Abs. 1 Satz 6 SGB V.

[134] Vgl. Gemeinsamer Bundesausschuss (2004).

[135] Quelle: Eigene Darstellung.

[136] Bei Vereinbarung von Arbeitsstunden pro Monat ist der Umrechnungsfaktor 4,348 zur Errechnung der Wochenarbeitszeit anzuwenden.

lediglich informierend angezeigt werden.[137] Auf die sich aus diesen gestalterischen Möglichkeiten ergebenden Vorteile wird im weiteren Verlauf an geeigneter Stelle noch genauer eingegangen.

Über die Möglichkeit einer Übertragung der eigenen Zulassung auf ein MVZ bei garantierter, gleichzeitiger Anstellung in selbigem regelt § 103 Abs. 4a Satz 1 SGB V weiter, dass mit der Übertragung der Zulassung eine Fortführung der Praxis grundsätzlich nicht möglich ist. Wenn sich die bisherige Praxis bereits am Ort der Niederlassung des MVZ befindet, kann sie nach der Übertragung von diesem weiterbetrieben werden. Fallen der bisherige Sitz der Praxis und der Sitz des MVZ auseinander, so muss die Praxis entweder in das MVZ verlagert werden oder aber separat verkauft werden, ohne dass die Nachfolgeregelungen des § 103 Abs. 4 SGB V Anwendung finden können.

Die Übertragung der Zulassung auf das MVZ ist eine endgültige Übertragung. Will der angestellte Arzt selbst das MVZ wieder verlassen, wird sein Anstellungsverhältnis durch das MVZ gekündigt oder verliert das MVZ seine Zulassung (z.B. durch Wegfall der Bestandskriterien, siehe Kapitel 2.2.2), so hat der ehemalige Vertragsarzt keinen rechtlichen Anspruch auf eine Wiedererteilung der alten Zulassung. Er kann allerdings in für seine Fachrichtung nicht gesperrten Planungsbezirken ganz normal eine **neue** Zulassung beantragen oder sich in einem gesperrten Planungsbezirk um einen ausgeschriebenen Arztsitz bewerben.

Eine Ausnahme zu diesem von Ärzten oft als Risiko angesehenen Sachverhalt ist die Regelung des § 103 SGB V, welche besagt:

„Nach seiner Tätigkeit von mindestens fünf Jahren in einem medizinischen Versorgungszentrum, dessen Sitz in einem Planungsbereich liegt, für den Zulassungsbeschränkungen angeordnet sind, erhält ein Arzt unbeschadet der Zulassungsbeschränkungen auf Antrag eine Zulassung in diesem Planungsbereich; dies gilt nicht für Ärzte, die auf Grund einer Nachbesetzung nach Satz 5 in einem medizinischen Versorgungszentrum tätig sind."[138]

---

137   Vgl. Gemeinsamer Bundesausschuss (2004), S. 2.

138   § 103 Abs. 4a Satz 4 SGB V.

Diese Option war dazu gedacht, der Gründergeneration der angestellten Ärzte in einem MVZ eine „goldene Brücke" zurück in die Freiberuflichkeit zu schlagen, sobald die Versorgungszentren sich ausreichend stabil am Markt positioniert haben, was nach Ansicht des Gesetzgebers nach fünf Jahren als erfüllt anzusehen ist. So können sich Ärzte der **Gründergeneration**, welche die 55-Jahres-Grenze des § 25 ZV-Ä noch nicht überschritten haben, nach fünf Jahren angestellter Tätigkeit im MVZ ungeachtet etwaiger Zulassungsbeschränkungen für ihr Fachgebiet im selben Planungsbezirk niederlassen und erhalten in jedem Fall eine eigene Zulassung.[139]

Das MVZ kann die freigewordene Arztstelle gemäß der Regelung des § 103 Abs. 4a Satz 5 SGB V immer – also auch bei existierenden Zulassungsbeschränkungen für die betroffene Fachrichtung – in gleichen Tätigkeitsumfang nachbesetzen.[140] Hierdurch kommt es folglich zu einer gewissen Zulassungsvermehrung, die aber vom Gesetzgeber ausdrücklich hingenommen wird, um eine Gründung von MVZ auch in zulassungsbeschränkten Gebieten zu unterstützen und ein „Ausbluten" der MVZ zu verhindern. Um eine missbräuchliche Zulassungsvermehrung (z.B. Aufteilung einer Arztstelle auf vier Ärzte zu jeweils zehn Stunden, um nach fünf Jahren vier vollwertige Zulassungen zu erhalten) zu verhindern, wurde ergänzend festgelegt, dass der sich um eine eigene Zulassung bewerbende Arzt in den gesamten fünf Jahren mindestens im Rahmen einer dreiviertel Stelle (entspricht 20,5 bis 30 Stunden / Woche) tätig gewesen sein muss.[141]

Rein rechnerisch lassen sich so aus jeweils drei Zulassungen bei optimaler Aufteilung auf angestellte Ärzte (vier Ärzte mit jeweils einer dreiviertel Stelle) nicht nur drei sondern vier Zulassungen gewinnen. Dieser weiteren Missbrauchsoption wird zumindest teilweise vorgebeugt, indem eine Nachbesetzung nur im Umfang der

---

[139] Zum Vergleich: ein Belegarzt erhält nach § 103 Abs. 7 SGB V ebenso wie ein Jobsharing Assistent erst nach zehnjähriger Tätigkeit eine vollwertige Zulassung. Vergleiche hierzu auch Hartmannbund (2004a), S. 2.

[140] Vgl. §103 Abs. 4a Satz 5: „Medizinischen Versorgungszentren ist die Nachbesetzung einer Arztstelle möglich, auch wenn Zulassungsbeschränkungen angeordnet sind". Ausnahme: eine Anstellungen wegen Nachbesetzung in einer „311er Einrichtung", die durch § 311 Abs. 2 Satz 2 SGB V den MVZ gleichgestellt wurden, die bis zum 31.12.03 erfolgt ist, zählt laut Abschnitt 8, Nummer 41 der Bedarfsplanungs-Richtlinie-Ärzte nicht als Nachbesetzung im Sinne des § 103 Abs. 4a Satz 5 SGB V.

[141] Vgl. Gemeinsamer Bundesausschuss (2004), S. 3.

bisherigen Tätigkeit vorgesehen wird. In unserem theoretischen Beispiel könnten
also durchaus vier Nachbesetzungen erfolgen, aber jeweils nur im Rahmen einer
dreiviertel Stelle und – da sie im Rahmen der Nachbesetzung im MVZ tätig werden – ohne Aussicht auf eine eigene Zulassung nach weiteren 5 Jahren (vgl. hierzu die graphische Darstellung in Abbildung 8).

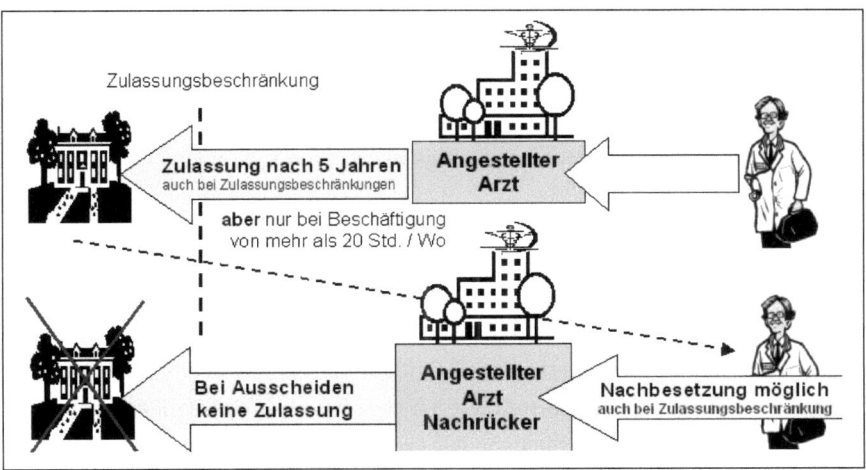

**Abbildung 8:   Graphische Darstellung des Anrechts auf Sonderzulassung
von angestellten Ärzten der Gründergeneration**[142]

Somit ergeben sich allen Rechenspielereien zum Trotz effektiv aus jeder Stelle
eines angestellten Arztes der ersten Generation nach Ablauf der fünf Jahre eine
weitere Zulassung, es kommt also zu einer de facto Verdoppelung ungeachtet einer eventuell bereits im Planungsbezirk bestehender Überversorgung. Inwieweit
dieser in der Theorie zielkonforme Anreiz in der Praxis missbräuchlich ausgenutzt
wird und wie sich die Verschärfung der Überversorgung vor allem in für die
MVZ lukrativen Ballungsgebieten (z.B. Großstädte) auswirkt, wird sich aller
Voraussicht nach erst nach Ablauf der fünf Jahre ab Mitte bzw. Ende 2009 in vol-
lem Ausmaß bemerkbar machen.

Für Vertragsärzte, die sich für diese Option entscheiden, erscheint es in jedem
Fall dringend angeraten, sich mit entsprechenden Klauseln im Anstellungsvertrag

gegen potentielle Risiken wie z.B. eine Kündigung kurz vor Ablauf der 5 Jahres-
frist oder eine Aufteilung der eigenen Stelle auf zwei Ärzte abzusichern.[143] Ebenfalls vertraglich geregelt werden in vielen Fällen so genannte Konkurrenzschutz-
klauseln, wonach ein Arzt sich nach seinem Ausscheiden aus dem MVZ nicht innerhalb eines bestimmten Einzugskreises um das MVZ niederlassen darf. Diese
Regelungen sind allerdings nur privatrechtlich verbindlich und haben folglich zulassungsrechtlich keinerlei Bindungswirkung.[144] Zudem müssen vertragliche Ab-
sprachen dieser Art parallel zu ähnlich gelagerten Fällen beim traditionellen Verkauf einer Praxis gegenständlich, räumlich und auch zeitlich (maximal zwei Jahre)[145] beschränkt sein, um überhaupt Gültigkeit erlangen zu können.[146]

Zusammenfassend kann gesagt werden, dass diese Option vor allem für Vertragsärzte interessant sein dürfte, denen eine Fokussierung auf die medizinischen Tätigkeiten und die Möglichkeit von flexibleren Arbeitszeiten wichtiger erscheint
als ein Erhalt der freiberuflichen, selbstbestimmten Tätigkeit. Durch die Option
der verbrieften, erneuten Zulassung nach fünfjähriger Tätigkeit stellt die Entscheidung zur Anstellung in einem MVZ bei angemessener vertraglicher Absiche-
rung keinen endgültigen Abschied von der Freiberuflichkeit dar. Gewisse unkal-
kulierbare Risiken (z.B. kein Recht auf eigene Zulassung bei Zulassungsverlust
des MVZ vor Ablauf der fünf Jahre) bleiben aber in jedem Fall bestehen. Für eine
ausführlichere Betrachtung der Vor- und Nachteile dieser Option sei auf die Ausführungen der Kapitel 3.3 und 4.2 verwiesen.

2.3.2.3 Kauf von Zulassungen durch ein MVZ

Während in den beiden vorangegangenen Abschnitten übereinstimmend von einer
Beteiligung von Vertragsärzten am MVZ ausgegangen wurde, ist die hier darge-
stellte Option auch ohne aktive Einbringung von Zulassungen durch bereits zugelassene Vertragsärzte realisierbar.

---

[142] Quelle: Kassenärztliche Vereinigung Bayerns (2004d), S. 20.
[143] Vgl. Richter, J. (2004), S. 71.
[144] Position der Kassenärztlichen Vereinigung Bayerns, telefonisches Gespräch mit Herrn Pavlovic
vom 08.07.2004.
[145] Vgl. Urteil des BGH vom 29.09.2003, Aktenzeichen II ZR 59/02.
[146] Vgl. Rüdell, O. (2004), S. 8 – 11.

In einem für die betroffene Fachgruppe nicht gesperrten Planungsbezirk kann sich ein MVZ gemäß § 95 Abs. 2 SGB V ebenso wie jeder ausreichend qualifizierte Arzt um eine oder mehrere Zulassungen bewerben, wenn die im MVZ angestellten Ärzte über die vom Gesetz geforderten Qualifikationen verfügen.[147] Somit sind faktisch angestellte Ärzte in einem MVZ den exakt gleichen Bedingungen unterworfen wie angehende Vertragsärzte, wodurch eine ungerechtfertigte Besserstellung der MVZ ausgeschlossen werden soll.

Anders stellt sich die Situation in überversorgten und deswegen für die jeweilige Fachrichtung gesperrten Planungsbezirken dar, in welchen keine zusätzlichen Zulassungen ausgesprochen werden dürfen. Alternativ zur Einbringung von Zulassungen durch in diesem Zulassungsbezirk tätige Vertragsärzte besteht für das MVZ die durch § 103 Abs. 4a Satz 2 SGB V neu geschaffene Möglichkeit, sich wie ein Vertragsarzt um eine freigewordene Zulassung zu bewerben.[148] Liegen mehrere Bewerbungen für einen freigewordenen Vertragsarztsitz vor, so hat der Zulassungsausschuss nach „pflichtgemäßem Ermessen"[149] zu entscheiden, wobei diverse Faktoren wie die berufliche Eignung, die Dauer der ärztlichen Tätigkeit, der Verwandtschaftsgrad mit dem ehemaligen Vertragsarzt oder die gemeinsame Betätigung in der Praxis (z.B. bei Assistenzärzten) mit in Betracht gezogen werden.

Wird die Bewerbung eines MVZ um eine freigewordene Zulassung positiv beschieden, so kann das Versorgungszentrum den Vertragsarztsitz an den Ort seiner Niederlassung verlegen, mit einem oder mehreren angestellten Ärzten der entsprechenden Fachrichtung besetzen und ihn somit dauerhaft in das MVZ integrieren.[150] Diese Option des „Zulassungshandels" stellt hierbei eine grundlegende Neuerung dar, waren doch bisher de jure nur Praxen, nicht aber Zulassungen han-

---

[147] In diesem Zusammenhang vor allem die Eintragung ins Arztregister, was eine erfolgreiche Approbation und eine abgeschlossene Facharztweiterbildung erfordert. Vgl. hierzu auch KKF (2004), S. 152.

[148] Vgl. Kassenärztliche Vereinigung Thüringen (2004), S. 2.

[149] § 103 Abs. 4 Satz 3 SGB V.

[150] Auf den Sachverhalt der Höhe des Gehalts solcher angestellter Ärzte soll an dieser Stelle nicht im Detail eingegangen werden. Der Hartmannbund spricht sich für eine Orientierung am Bundesangestelltentarifvertrag und einer Einordnung mindestens in Gruppe I a aus. Vgl. Hartmannbund (2004a), S. 2.

delbar. Der Erwerb der ehemaligen Vertragsarztpraxis kann, muss aber nicht mit dem Erwerb der Zulassung verknüpft sein. In der Praxis steht jedoch zu vermuten, dass außer in begründeten Einzelfällen die Zulassungen im Rahmen einer „Paketlösung" gemeinsam mit der Praxis erfolgen wird, da Vertragsärzte gemeinhin wenig Interesse am (potentiell verlustträchtigen) separaten Verkauf von Praxisräumen und Praxiszubehör haben dürften.[151]

Bezüglich der Anrechnung auf die Bedarfsplanung gelten hierbei die im vorangegangenen Kapitel bereits dargestellten Anrechnungsfaktoren analog. Eine Vollzulassung im Besitz des MVZ kann also wahlweise mit einem Arzt der entsprechenden Fachrichtung in Vollzeit besetzt werden oder auf zwei Ärzten mit entsprechend reduziertem Tätigkeitsumfang (halbe Stellen, entspricht bis zu 20 Stunden pro Woche) aufgeteilt werden. Ebenso denkbar ist eine de facto Viertelung der Zulassung auf vier Ärzte mit einem Tätigkeitsumfang von jeweils bis zu zehn Stunden pro Woche oder eine Kombination der bisher genannten Varianten (z.B. eine halbe und zwei viertel Stellen, etc.). Der Gestaltungsfreiheit sind lediglich insofern Grenzen gesetzt, als der Gesamtumfang der Tätigkeit die „Kapazität" der Zulassungen im Besitz der MVZ nicht übersteigen darf, was den Kauf von Zulassungen aus der Sicht der MVZ sehr verlockend erscheinen lässt.

Beispiel:
Ein MVZ verfügt über zwei Augenarzt-Sitze und einen Anästhesisten-Sitz, besitzt damit also insgesamt drei Zulassungen. Es steht dem MVZ nun frei, die beiden Augenarztzulassungen durch angestellten Augenärzte und die Anästhesistenstelle durch einen oder mehrere angestellte Ärzte dieses Fachgebietes ausfüllen zu lassen. Hierbei ist es unerheblich, ob die zwei Augenarztzulassungen mit zwei Augenärzten in Vollzeit, mit vier Augenärzten mit jeweils halben Stellen oder mit gänzlich individuellen Modellen (z.B. eine dreiviertel, zwei halbe und eine viertel Stelle) besetzt werden. Nicht realisierbar ist hingegen die Überlegung, im Falle eines beispielsweise nur auf einer halben Stelle tätigen Anästhesisten die verbliebene Stelle auch noch mit einem Augenarzt „aufzufüllen", so dass am Ende rein rechnerisch zweieinhalb Augenärzte und nur ein halber Anästhesist im MVZ tätig wären. Ungeachtet der vielfältigen Gestaltungsmöglichkeiten der Anstellung gilt

---

[151] Vgl. Altendorfer, R. (2004).

also auch im Rahmen eines Medizinischen Versorgungszentrums, dass eine erworbene Zulassung nur von einem oder mehreren Ärzten der entsprechenden
Fachrichtung ausgefüllt werden darf, eine interne „Ummünzung" ist nicht vorgesehen und wird von Seiten der KVen auch mit Sicherheit nicht geduldet werden.

Diese Option des Erwerbs von Zulassungen durch Medizinische Versorgungszentren wird von Kritikern gerne marktschreierisch als „Zulassungsausverkauf"
dargestellt, in der alltäglichen Praxis geht die Übernahme von Vertragsarztsitzen
aber meistens weit weniger spektakulär vonstatten. Oft werden Zulassungen von
kleinen, kaum mehr wirtschaftlich arbeitenden Praxen übernommen, für die sich
ohnehin kaum ein Nachfolger gefunden hätte. Auch in den städtischen Ballungs-
räumen, den tendenziell am dichtesten versorgten Gebieten, kann bislang eine
Verdrängung der ärztlichen Nachfolger durch Zulassungen hamsternde MVZ
nicht beobachtet werden. Das MVZ ist verpflichtet, solchermaßen erworbene Zulassungen innerhalb einer angemessenen Frist (normalerweise innerhalb eines
Zeitraums von drei Monaten)[152] mit aktiv tätigen, angestellten Ärzten zu besetzen.
Kommt das MVZ dieser Verpflichtung nicht nach, kann es die frisch erworbene
Zulassung im schlimmsten Fall auch umgehend wieder verlieren. Angesichts dieses Umstandes erscheint es höchst zweifelhaft, dass es selbst im Falle eines stei-
genden Interesses an der Versorgungsform MVZ in der Zukunft zu den befürchte-
ten Zulassungsengpässen aufgrund Zulassungen hortender Versorgungszentren
kommen wird.

2.3.3 Die Genehmigung von angestellten Ärzten

Sollen in einem Medizinischen Versorgungszentrum angestellte Ärzte tätig werden, so bedarf die Anstellung der Genehmigung durch den Zulassungsausschuss.[153] Hierbei ist jedoch zwischen zwei grundsätzlichen Alternativen zu unterscheiden. Soll der angestellte Arzt auf einen Vertragsarztsitz in Besitz des
MVZ angestellt werden, so hat der Zulassungsausschuss einen gewissen Ermes-

---

[152] Die Musterbeschlüsse des Zulassungsausschuss Ärzte Mittelfranken über die Zulassung von MVZ
enthalten eine entsprechende Klausel, nach welcher das MVZ seine Zulassung wieder verliert,
wenn die vertragärztliche Tätigkeit nicht innerhalb von drei Monaten nach Zustellung des Be-
schlusses aufgenommen wurde.

[153] Vgl. § 95 Abs. 2 Satz 6 SGB V.

sensspielraum, innerhalb dessen er die Qualifikation und Geeignetheit des anzustellenden Arztes beurteilen kann. Handelt es sich bei dem anzustellenden Arzt
um einen ehemaligen Vertragsarzt, welcher nach § 103 Abs. 4a SGB V zugunsten
des MVZ auf seine Zulassung verzichtet hat, so ist die Entscheidung des Zulassungsausschuss eine gebundene Entscheidung, d.h. die Anstellung ist in jedem
Fall zu genehmigen.

In dem Fall, dass der Zulassungsausschuss die Anstellung nicht zwingend genehmigen muss, erfolgt eine Prüfung des anzustellenden Arztes analog zum Verfah-
ren bei der Bewerbung eines angehenden Vertragsarztes um eine Zulassung. Da
die angestellten Ärzte in einem MVZ bei der Berechnung des Versorgungsgrades
eines Planungsgebietes anteilig gemäß ihrer gemeldeten Arbeitszeit (siehe Abbildung 7 im Kapitel 2.3.2.2) berücksichtigt werden, wird grundsätzlich nur in für
das jeweilige Fachgebiet nicht überversorgten Bezirken eine Anstellung genehmigt.[154] In zulassungsbeschränkten Planungsbezirken hängt die Genehmigung der
Anstellung von Ärzten maßgeblich von einem Vorhandensein sich bereits im Besitz des MVZ befindlicher Zulassungen ab.

Beispiel:
Hat das MVZ beispielsweise zwei bisher nicht besetzte Zulassungen und bean-
tragt die Genehmigung von drei angestellten Ärzten (zweimal eine dreiviertel
Stelle, einmal eine halbe Stelle), so führt dies insgesamt rein rechnerisch zu keiner
Verschärfung der Überversorgung und ist somit genehmigungsfähig. Im Gegensatz dazu wird in einer identischen Ausgangssituation mit einer geplanten Anstellung aller drei Ärzte auf jeweils einer dreiviertel Stelle die bestehende Überversorgung weiter verschärft, da die Summe der Anstellungen die rechnerisch zwei
vollen Zulassungen des MVZ übersteigen würde.

Das MVZ hat, um eine Überprüfung zu gewährleisten, dem Zulassungsausschuss
eine genaue Aufstellung des Tätigkeitsumfangs jedes angestellten Arztes zu ü-
bermitteln. Der Umfang der genehmigten Tätigkeit ist auch dem Genehmigungs-
bescheid vermerkt und ist für das MVZ rechtlich bindend. Eine Reduzierung des
Tätigkeitsumfangs muss gemäß Ziffer 38d der neuen Fassung der Bedarfspla-

---

[154] Vgl. § 101 Abs. 1 Satz 6 SGB V.

nungs-Richtlinien-Ärzte dem Zulassungsausschuss lediglich angezeigt werden, eine geplante Ausweitung der Tätigkeit muss hingegen von diesem explizit genehmigt werden. Wird der Umfang der Tätigkeit eines angestellten Arztes dauerhaft reduziert, stehen dem MVZ grundsätzlich zwei Optionen offen. So kann es einerseits seine Leistungen im Umfang der Reduzierung entweder durch einen anderen angestellten Arzt desselben Fachgebiets erbringen zu lassen oder aber die Möglichkeit der Teilnachbesetzung nutzen und im Umfang der Reduzierung einen weiteren angestellten Arzt beschäftigen.[155]

Neben dem Versorgungsgrad des Planungsbezirks wird darüber hinaus die Eignung des potentiellen, angestellten Arztes (erfolgreiche Approbation und abgeschlossene Weiterbildung) formal überprüft. Hierbei unterliegen die angestellten Ärzte weitestgehend denselben Anforderungen wie Vertragsärzte, so gelten die Verpflichtung zur Weiterbildung oder die Regelungen zur Sicherung der Qualität der Leistungserbringung (§ 135 ff SGB V) analog auch für die angestellten Ärzte eines MVZ.[156]

Um die Verpflichtungen auch angemessen durchsetzen zu können, regelt § 95 SGB V:

„Die Zulassung des medizinischen Versorgungszentrums bewirkt, dass die in dem Versorgungszentrum angestellten Ärzte Mitglieder der für den Vertragsarztsitz des Versorgungszentrums zuständigen Kassenärztlichen Vereinigung sind und dass das zugelassene medizinische Versorgungszentrum insoweit zur Teilnahme an der vertragsärztlichen Versorgung berechtigt und verpflichtet ist."[157]

Durch diese zwingend vorgeschriebene Mitgliedschaft in der jeweiligen Kassenärztlichen Vereinigung unterliegen auch die angestellten Ärzte eines MVZ der Disziplinargewalt der KVen. Dies ist aus Sicht der Kassenärztlichen Vereinigungen eine zwingende Notwendigkeit, um die Einhaltung der berufsrechtlichen Vorschriften angemessen durchsetzen zu können. Der Sinn dieser Vorschrift erschließt sich am besten anhand eines Beispiels. So entstünde ohne Mitgliedschaft

---

[155]   Vgl. Gemeinsamer Bundesausschuss (2004), S. 2.

[156]   Vgl. Altendorfer, R. (2004).

[157]   § 95 Abs. 3 Satz 2 SGB V.

in der KV u.U. das schildbürgerhafte Szenario, dass ein angestellter Arzt in der Position des ärztlichen Leiters einerseits die Einhaltung der vertragsärztlichen Pflichten sicherzustellen hat, andererseits aber von der KV für Verfehlungen nicht belangt werden könnte. Lässt sich ein angestellter Arzt wiederholt grobe Verfehlungen zu Schulden kommen, so kann der Zulassungsausschuss die Genehmigung der Anstellung dieses Arztes widerrufen. Die im Besitz des MVZ befindliche Zulassung wird hiervon nach gegenwärtigem Stand der Erkenntnis jedoch in keiner Weise beeinträchtigt.[158]

2.3.4 MVZ und privatärztliche Leistungen

Schon seit einigen Jahren beginnt sich neben der Erbringung von klassischen, vertragsärztlichen Leistungen auch das Angebot von darüber hinausgehenden Leistungen als ein wichtiges Standbein der Ärzteschaft zu etablieren. Egal, ob es sich dabei um die so genannten Individuellen Gesundheitsleistungen (kurz „IGeL") handelt oder um privatärztliche Leistungserbringung ganz allgemein, die Bedeutung solcher, meist vom Patienten selbst bezahlten, Leistungen für die Überlebensfähigkeit von Ärztepraxen nimmt kontinuierlich zu.[159] Insofern soll in diesem Kapitel die Möglichkeit zur Erbringung von privatärztlichen Leistungen in den verschiedenen, denkbaren Konstellationen untersucht und dargestellt werden.

Verlagert etwa ein Arzt seine Zulassung und seinen Praxissitz in ein MVZ um in Zukunft in diesem als Vertragsarzt tätig zu sein, so kann er theoretisch (so dies im Arbeitsvertrag mit dem MVZ festgelegt wurde) dennoch seine rein privatärztliche Tätigkeit (z.B. am Ort seiner ehemaligen Vertragsarztpraxis) entsprechend der jeweiligen berufsrechtlichen Bestimmungen fortführen und nach der Gebührenordnung für Ärzte (GOÄ) abrechnen.[160] Die Fortführung der privatärztlichen Tätigkeit wirkt sich aber unter Umständen (z.B. falls die bisherige Praxis verkauft und die privatärztliche Tätigkeit an anderer Stelle ausgeübt wird) negativ auf die steuerlichen Vergünstigungen bezüglich des Veräußerungsgewinns beim Praxis-

---

[158] Vgl. Kassenärztliche Vereinigung Bayerns (2004e) S. 35.

[159] Vgl. Lamers, W. (2004)., S. 72 – 73.

[160] Vgl. Altendorfer, R., Merk, W., Jensch, I. (2004), S. 34 – 36.

verkauf aus (siehe hierzu auch Kapitel 2.6.4.2) und sollte im Einzelfall auf ihre Vorteilhaftigkeit überprüft werden.[161]

Schwieriger stellt sich die Situation dar, wenn ein im MVZ tätiger Vertragsarzt oder ein angestellter Arzt diese privatärztlichen Leistungen erbringen soll. Grundsätzlich rechnen die MVZ die erbrachten ärztlichen Leistungen als eigenständige juristische Person mit den Kassenärztlichen Vereinigungen, aber auch mit den privaten Krankenversicherungen ab. Laut § 4 Abs. 2 MB/KK setzt die Erstattungspflicht der privaten Krankenversicherung für ambulante Leistungen derzeit aber noch die Inanspruchnahme eines niedergelassenen (Zahn-)Arztes voraus. Die Rechnungen von „Heilkunde-GmbHs" oder sonstigen Instituten wurden in der Vergangenheit von den privaten Krankenversicherungen in den meisten Fällen nicht beglichen, selbst wenn die medizinische Notwendigkeit und die Einhaltung der ärztlichen Standards zweifelsfrei nachgewiesen und die Rechnungen gemäß der Gebührenordnung für Ärzte (GOÄ) erstellt wurden.[162] Der Aufforderung des BMGS an die Träger der privaten Krankenversicherung, die vorliegenden Erstattungsbedingungen zu überprüfen und gegebenenfalls abzuändern wurde bisher nicht entsprochen.[163]

Im Fall von im MVZ tätigen Vertragsärzten besteht in diesem Fall noch eine vergleichsweise elegante Umgehungsstrategie. So hätten Vertragsärzte grundsätzlich die Möglichkeit, dass sie den von ihnen behandelten Privatpatienten auf ihrem eigenen, privatärztlichen Briefkopf abrechnen und somit die Forderung des § 4 Abs. 2 MB/KK erfüllen. Die Verteilung der hierbei erzielten Einkünfte sollte aus Gründen der Rechtssicherheit an entsprechender Stelle (z.B. Gesellschaftsvertrag oder Satzung des MVZ) eindeutig geregelt werden.[164]

Weitaus problembehafteter stellt sich die Situation im Fall eines angestellten Arztes dar. Ein Recht zur Privatliquidation erscheint im Fall der Angestellten aufgrund der fehlenden „eigenen Niederlassung" zweifelhaft. Auch „exotische" Varianten wie die kommissarische Liquidation von durch angestellte Ärzte erbrach-

---

[161] Vgl. Isringhaus, I., Wedland, H. (2004), S.33.

[162] Vgl. Dierks, C. (2004b).

[163] Vgl. Behnsen, E. (2004b), S. 701 – 702.

[164] Vgl. Burfeind, W. (2003), und Dierks, C. (2004b).

ten Leistungen durch die Person des ärztlichen Leiters erscheinen bestenfalls als Notbehelf, keinesfalls aber als langfristig tragbare Vorgehensweise zur routinemäßigen Abrechnung privatärztlicher Leistungen.[165]

In der Praxis wird diese nach gegenwärtigem Stand der Erkenntnis noch nicht abschließend geklärte Frage meistens über geschickte Kunstgriffe gelöst. So werden etwa im Fall von Augenarzt-Versorgungszentren in Mittelfranken (siehe Kapitel 6.1) durch das MVZ ausschließlich vertragsärztliche Leistungen angeboten. Die Erbringung von privatärztlichen Leistungen findet in unmittelbar räumlicher Nähe aber ohne die Einbeziehung des MVZ statt und kann so wie gehabt ohne größere Probleme über die Träger der privaten Krankenkassen abgerechnet werden. Aber auch ohne die in diesem Kapitel angesprochenen Umgehungsstrategien steht zu vermuten, dass die privaten Krankenkassen angesichts des zunehmend schärfer werdenden Konkurrenzkampfes nach einer kurzen Orientierungsphase nur in begründeten Ausnahmefällen die Erstattung verweigern um dadurch sowohl die im MVZ tätigen Ärzte als auch die privat Versicherten nicht unnötig zu verärgern.[166]

2.3.5 Sonderfälle

2.3.5.1 MVZ und Sonderbedarfszulassungen

Auch wenn dieser Sachverhalt aufgrund der zu erwartenden Gründung und Zulassung von MVZ vor allem in lukrativen (und somit tendenziell überversorgten) Ballungsgebieten voraussichtlich nur von nachrangiger Bedeutung sein wird, soll er im Rahmen einer möglichst vollständigen Darstellung des Themenkomplexes MVZ dennoch in Grundzügen behandelt werden.

Die MVZ können grundsätzlich ebenso wie z.B. Ärzte, einzelne Krankenhausärzte oder auch ganze Krankenhäuser (im Rahmen einer Institutsermächtigung) eine Zulassung im Rahmen des Sonderbedarfs bei Unterversorgung erhalten.[167] Allerdings ist hierbei zu beachten, dass eine solche Zulassung immer an die Person ei-

---

[165] Vgl. Dierks, C. (2004b).

[166] Vgl. Altendorfer, R. (2004).

[167] Vgl. Wigge, P. (2004), S. 7.

nes im MVZ tätigen Arztes gebunden ist.[168] Das MVZ selbst hat als ärztlich geleitete Einrichtung nach gegenwärtigem Stand des Wissens hingegen keinen Anspruch auf eine Sonderbedarfszulassung.[169]

Wird der Sonderbedarf durch ein MVZ in Form der Zulassung eines weiteren
Vertragsarztes gedeckt, so ist die Zulassung analog zu den entsprechenden Regelungen für Krankenhausärzte an die Person des Arztes und an den Vertragsarztsitz
(die Betriebsstätte) des Medizinischen Versorgungszentrums gebunden. In diesem
Fall ist eine Übertragung der Tätigkeiten im Rahmen dieser Sonderbedarfszulassung auf andere Ärzte des MVZ unzulässig.[170] Eine Aufteilung (und damit evtl.
eine Leistungsausweitung) von zu erbringenden Leistungen innerhalb eines MVZ
ist also trotz des potentiellen Effizienzpotentials nicht erlaubt, um eine u.U. retrospektiv nicht mehr überprüfbare Vermischung zu unterbinden.

Will oder muss das MVZ die Stelle des angestellten Arztes nach § 103 Abs. 4a
Satz 5 SGB V nachbesetzen, bevor nach Ablauf der „5-Jahres-Frist" die Beschränkung der Zulassung auf Indikationen in direktem Zusammenhang mit dem
Sonderbedarf erlischt und zu einer Vollzulassung wird, so bedarf dieses der Zustimmung des Zulassungsausschuss.[171] Dieser muss hierbei erneut prüfen, ob der
damals vorliegende Sonderbedarf noch immer besteht oder ob sich die Versorgungssituation zwischenzeitlich maßgeblich verbessert hat. Wird ein nach wie vor
bestehender Sonderbedarf festgestellt, so kann der Zulassungsausschuss eine er-
neute Sonderbedarfszulassung mit identischen oder veränderten Beschränkungen
aussprechen, die „5-Jahres Frist" beginnt also wieder neu von vorne zu laufen.[172]

2.3.5.2 Gleichzeitige Tätigkeit als Vertragsarzt und angestellter Arzt

Auch dieser Sachverhalt wird aller Voraussicht nach eher einen seltenen Sonder-
fall darstellen als die Regel, aber da er in Fachkreisen zumindest ansatzweise dis-

---

[168]   Vgl. Behnsen, E. (2004b), S. 700.
[169]   Telefonische Auskunft von Herrn Andreas Pavlovic, Leiter des Zulassungswesens der KVB vom
17.06.04.
[170]   Vgl. Gemeinsamer Bundesausschuss (2004), S. 2.
[171]   Vgl. Ziffer 25 Satz 1 Bedarfsplanungs-Richtlinien-Ärzte.
[172]   Vgl. Gemeinsamer Bundesausschuss (2004), S. 2.

kutiert wurde, soll er zumindest in kurzer Form in die Betrachtung mit einbezogen werden.

Denkbar sind grundsätzlich zwei Fälle, über deren Zulässigkeit gegenwärtig noch keine allgemeingültige Aussage gemacht werden kann. So könnte (in einer theoretischen Konstruktion und die Zustimmung der zuständigen KV vorausgesetzt!) einerseits ein im MVZ tätiger Vertragsarzt zusätzlich im Rahmen einer viertel Stelle (entspricht einer Tätigkeit bis zu 10 Stunden pro Woche) auch als angestellter Arzt in einem anderen MVZ tätig sein. Weitgehend analog und wohl schon eher praxisrelevant könnte nach Umsetzung der Änderung des § 17 Abs. 2 MBO-Ä (ärztliche Tätigkeit an bis zu zwei Orten neben dem eigentlichen Praxissitz; siehe hierzu auch die Ausführungen in Kapitel 2.7) in entsprechend rechtsbindendes Landesrecht und mit der Zustimmung der jeweiligen KV auch ein nicht im MVZ tätiger Vertragsarzt im Rahmen einer solchen viertel Stelle im MVZ tätig sein.[173] Hierbei ist wiederum eine unbeschränkte oder aber eine auf bestimmte ärztliche Leistungen beschränkte Tätigkeit zu unterscheiden, die jeweils wieder individuell unterschiedliche Rechte und Pflichten mit sich bringen.[174]

Die Begrenzung der Tätigkeit auf eine viertel Stelle leitet sich hierbei unmittelbar aus der ZV-Ä und mittelbar aus einem Urteil des BSG ab. So schließt im Sinne des § 20 ZV-Ä die Zulassung als Vertragsarzt eine nebenberufliche Tätigkeit grundsätzlich aus.[175] Die Entscheidung des BSB präzisierte dieses Verbot dahin gehend, dass für einen Vertragsarzt eine Nebentätigkeit mit einem Umfang von bis zu 13 Stunden pro Woche möglich ist. Erst eine darüber hinausgehende Nebentätigkeit gefährdet die erstrangige Ausübung der Praxistätigkeit und ist daher nicht zulässig.[176]

Da aber ein Tätigkeitsumfang von 13 Stunden pro Woche bereits eine Anrechnung mit dem Faktor 0,5 auf die Bedarfsplanung nach sich ziehen würde (vergleiche hierzu auch Abbildung 7 in Kapitel 2.3.2.2), erscheint eine Anstellung im Rahmen von nur zehn Stunden (Anrechnungsfaktor 0,25) in der Regel als die vor-

---

[173] Vgl. Altendorfer, R. (2004).

[174] Vgl. Steinbrück, R. (2004).

[175] Vgl. Beske, F., Hallauer, J. (1999), S. 127.

[176] Vgl. Urteil des BSG vom 30.01.2002, Aktenzeichen B 6 KA 20/01 R.

teilhaftere Alternative und dürfte sich in der Praxis bis auf wenige Einzelfälle durchsetzen.

Sollte eine gleichzeitige Tätigkeit als Vertragsarzt und als angestellter Arzt in einem MVZ im Einzelfall zulässig sein, regelt die Bedarfsplanungs-Richtlinie-Ärzte, dass der Arzt dennoch nur mit dem Faktor 1,0 und nur für den Ort seines Vertragsarztsitzes berücksichtigt wird.[177] Inwieweit diese Regelung in der Praxis zu abenteuerlichen Konstruktionen führt oder aber aufgrund der Überlagerung durch andere, ungeklärte Sachverhalte entweder nicht wahrgenommen oder nicht genutzt werden wird, wird sich voraussichtlich erst im Lauf der Zeit beurteilen lassen, wenn sich der Staub um die MVZ weitestgehend gelegt hat und man sich solchen Detailfragen eingehender widmen kann.

2.3.5.3 MVZ und die Residenzpflicht

Mit Sicherheit ein lösbares Problem, welches aber zur Illustration der zahllosen zu beachtenden Detailfragen an dieser Stelle kurz beleuchtet werden soll, stellt die Residenzpflicht dar. Sie verpflichtet den einzelnen Arzt, seine Wohnung in der näheren Umgebung seiner Praxis zu beziehen um in Notfällen hinreichend schnell in seine Praxisräumen gelangen zu können. Als Richtwerte für eine Erfüllung der Residenzpflicht werden in städtischen Gebieten je nach angebotenem Leistungsspektrum eine 10 - 15 Minuten in Anspruch nehmende Entfernung zwischen Wohnsitz und Praxissitz angesehen, in ländlichen Gebieten kann sich diese Entfernung auf 15 - 30 Minuten Wegstrecke erhöhen.[178] Eine noch strengere Handhabung der Residenzpflicht, wie sie in der Vergangenheit wiederholt von verschiedenen Zulassungsausschüssen propagiert wurde, wurde durch ein Urteil des Bundessozialgerichts (BSG) abgemildert. Zum gegenwärtigen Zeitpunkt sind Praxiswege zwischen 15 und 30 Minuten (Einzelfallprüfung!) zur Erfüllung der vorgeschriebenen Residenzpflicht ausreichend.[179]

Lange Zeit herrschte Unklarheit, ob und in welchem Umfang diese Regelung auch auf die MVZ Anwendung finden sollte. Kernfragen hierbei waren etwa eine mög-

---

[177] Vgl. Gemeinsamer Bundesausschuss (2004), S. 2.
[178] Vgl. Moritz, H.-D. (2004b), S. 21, und Niedernhöfer, D. (2004).
[179] Vgl. BSG-Urteil B 6 KA 4356/01.

liche Residenzpflicht für angestellte Ärzte und der weit komplexere Sachverhalt, inwieweit alle in einem MVZ vertretenen Fachgebiete innerhalb der besagten Zeitspanne am Praxissitz des Versorgungszentrums eintreffen können. Diese auf den ersten Blick nebensächliche Problematik gewinnt an Bedeutung, wenn man sich mögliche Konstellationen vorstellt, in welchen besondere Fachgebiete (z.B. Anästhesist) nur im Rahmen einer halben oder gar viertel Stelle an bestimmten Tagen im MVZ tätig sind, aber eventuell dennoch von der Residenzpflicht zu einem nahe gelegenen Wohnsitz gezwungen würden. Auch erscheint es einleuchtend, dass beispielsweise die nicht erfüllte Residenzpflicht eines im MVZ angestellten Chirurgen nicht ausreichend durch z.B. einen ebenfalls im MVZ tätigen Hautarzt mit hinreichend nahe gelegenem Wohnsitz ausgeglichen werden kann. Hingegen erscheint es durchaus denkbar, dass analog zu ähnlich gelagerten Regelungen in Gemeinschaftspraxen bei der Beschäftigung von zwei oder mehr Ärzten desselben Fachgebietes (z.B. vier Augenärzte) die Erfüllung der Residenzpflicht nur bei einem gewissen Teil, nicht aber bei allen Ärzten dieses Fachgebietes gefordert wird.[180]

In der Praxis ist hierbei eine vergleichsweise kulante und großzügige Handhabung zu beobachten, die im Sinne der Intention hinter der Einführung der MVZ hauptsächlich auf die schwerpunktmäßig im MVZ vertretenen Fachgebiete abstellt. In Bayern wird gegenwärtig eine Einzelfallbewertung durch den Zulassungsausschuss vorgenommen, welcher die Ausgangssituation im konkreten Fall prüft und in Absprache mit dem MVZ verbindliche Auflagen festlegt.

2.3.6 Gegenwärtige Auflagen der Zulassung

Die gegenwärtig ausgesprochenen Zulassungen von MVZ bzw. die Genehmigungen der in diesen Versorgungszentren angestellten Ärzte unterliegen aufgrund von nicht abschließend geklärten rechtlichen oder verwaltungstechnischen Sachverhalten meist noch einer Reihe von Auflagen und Bedingungen.

Auf der Ebene des MVZ selbst besteht derzeit noch die Verpflichtung zur Kennzeichnung der einzelnen vertragsärztlichen Leistung, so dass diese dem jeweiligen

---

180   Vgl. Niedernhöfer, D. (2004).

Leistungserbringer (Vertragsarzt oder angestellter Arzt) individuell zugeordnet werden können. Nach Aussage der KBV führt diese Kennzeichnungspflicht nur zu einem vernachlässigbaren Mehraufwand auf der Seite der MVZ, weil jede von der KBV zertifizierte Praxissoftware über entsprechende Möglichkeiten verfügt.[181]

Hintergrund dieser Regelung ist die noch immer offene Streitfrage, wie die Abrechnung der MVZ in der Zukunft gehandhabt werden soll. Bis zu einer eindeutigen Klärung dieses Sachverhalts in den Bestimmungen über die vertragsärztliche Versorgung werden deswegen die MVZ verpflichtet, aus Gründen der Nachweisbarkeit von Budgetüberschreitungen[182] und der Überwachung der Einhaltung von Fachgebietsgrenzen ihre Leistungen intern nachvollziehbar zu kennzeichnen. Zur Kennzeichnung verpflichtet sind hierbei sowohl im MVZ tätige Vertragsärzte als auch die angestellten Ärzte.

Auf der Ebene des einzelnen angestellten Arztes bestehen, wie in den vorangegangenen Kapiteln bereits wiederholt kurz angesprochen, bestimmte Auflagen bezüglich der vertraglich vereinbarten, wöchentlichen Arbeitszeit. Eine Änderung ist laut diesen Auflagen dem Zulassungsausschuss der zuständigen Kassenärztlichen Vereinigung unverzüglich anzuzeigen, eine Erhöhung der Arbeitszeit ist grundsätzlich nur nach einem zustimmenden Beschluss des Zulassungsausschuss möglich.[183]

In diesem Zusammenhang muss auch auf die Verlockungen einer „schleichenden" Leistungsausweitung durch einen nahe liegenden Kunstgriff hingewiesen werden. So könnte ein MVZ versucht sein, seine angestellten Ärzte ungeachtet der vertraglich vereinbarten Arbeitszeit deutlich länger ärztlich tätig sein zu lassen. Da im Falle der angestellten Ärzte die z.B. bei der Beschäftigung von Jobsharing-

---

[181] Eine Liste der von der KBV zertifizierten Praxissoftware findet sich unter der URL: http://daris.kbv.de/daris/link.asp?ID=1003734670 [Stand: 12.01.2005].

[182] Unter diesem Sachverhalt sind sowohl die sachlich-rechnerische Prüfung als auch Plausibilitäts- und Wirtschaftlichkeitsprüfung zusammengefasst.

[183] Diese Auflage greift nicht, wenn die Erhöhung der vertraglich vereinbarten Arbeitszeit des angestellten Arztes keine Veränderung des Anrechnungsfaktors auf die Bedarfsplanung gemäß der Bedarfsplanungs-Richtlinie-Ärzte bewirkt. So wäre beispielsweise eine Erhöhung der wöchentlichen Arbeitszeit von 15 auf 18 Stunden auch ohne Genehmigung möglich, da sowohl die alte als auch die neue Arbeitszeit dem Anrechnungsfaktor 0,5 entsprechen.

Assistenzärzten nach § 32 Abs. 2 ZV-Ä geltende Begrenzung der Punktzahlaus-
weitung um maximal 3 % nicht greift, könnte hierdurch theoretisch eine wesentlich höhere Menge an Punkten für das MVZ erwirtschaftet werden. So schön diese Option aber auch auf dem Papier aussieht, so wenig ist sie in der Praxis empfehlenswert. Die zuständigen Kassenärztlichen Vereinigungen wachen mit Argus-
augen sowohl über die Einhaltung der gemeldeten Stunden als auch über den Umfang der erbrachten Leistungen (z.b. mittels verschärfter Plausibilitätsprüfungen).
Da mittlerweile Erfahrungen mit derartigen Umgehungsstrategien vorliegen und
auch aus den abgelaufenen Abrechnungsquartalen erste Vergleichzahlen aus anderen MVZ vorliegen, würde eine solche „Trickserei" vermutlich sehr schnell
auffallen. Da darüber hinaus der demzufolge generierbare Nutzen in keinem Verhältnis zu den drohenden Sanktionen steht, sollte auf derartige Praktiken unbe-
dingt verzichtet werden.

Zusammenfassend lässt sich sagen, dass sowohl die individuellen als auch die institutionellen Auflagen in erster Linie nicht als restriktive Bedingungen im eigentlichen Sinne zu sehen sind sondern vielmehr eine Folge der ungeklärten rechtlichen Sachverhalte darstellen. Sobald diese Fragen abschließend geklärt werden
konnten, werden auch die hier genannten Auflagen zunehmend obsolet und mittelfristig an Relevanz verlieren.

2.4   Wahl der Rechtsform

2.4.1   Personengesellschaften

2.4.1.1 Die BGB-Gesellschaft

Die Gesellschaft bürgerlichen Rechts nach §§ 705 ff BGB, auch BGB Gesellschaft genannt, wird ausdrücklich in der Gesetzesbegründung genannt und stellt
dadurch unstreitig eine zulässige Organisationsform für ein MVZ dar. In einer
solchen Gesellschaft schließen sich natürliche und / oder juristische Personen zu
einem spezifischen Gesellschaftszweck (hier: die Gründung und der Betrieb eines
MVZ) zusammen. Eine BGB Gesellschaft kann aufgrund der Forderung von mindestens zwei Gesellschaftern nicht von einem Einzelgründer (z.B. einzelner Ver-

tragsarzt, Krankenhaus-Trägergesellschaft) gegründet werden.[184] Bei zwei oder
mehr Gründern ist diese Rechtsform aufgrund der geringen gesetzlich vorgeschriebenen Formerfordernisse und der vergleichsweise hohen flexiblen Ausges-
taltungsmöglichkeiten von vertraglichen Vereinbarungen jedoch weitgehend unproblematisch.[185] Vor allem bei größer angelegten MVZ sollten aber auf jeden
Fall die Haftungsfragen und die Verteilung der Führungsaufgaben eindeutig
schriftlich festgelegt werden, um die im schlimmsten Fall existenzgefährdenden
Folgen der solidarischen, gesamtschuldnerischen Haftung dieser Rechtsform
bestmöglich aufzufangen.[186]

Bei einem in dieser Rechtsform betriebenen MVZ kommt der Behandlungsvertrag
grundsätzlich nicht mehr zwischen den Patienten und dem behandelnden Arzt zustande, sondern unmittelbar zwischen dem Patienten und der Gesellschaft.[187] Die
Möglichkeit von im MVZ tätigen Vertragsärzten zum Abschluss von privatärztlichen Behandlungsverträgen mit Patienten bleibt hiervon aber unberührt.

2.4.1.2 Handelsgesellschaften (OHG, KG, GmbH & Co. KG)

Die OHG, die KG und die Hybridform der GmbH & Co. KG sind Handelsgesellschaften im Sinne des Handelsgesetzbuches (HGB) und als solche auf den Betrieb
eines Handelsgewerbes ausgerichtet.

§ 1 Abs. 2 der Bundesärzteordnung (BÄO) legt jedoch eindeutig fest, dass der
ärztliche Beruf kein Gewerbe ist, sondern eine den freien Berufen zuzurechnende
Tätigkeit.[188] Als Angehörige der freien Berufe üben Ärzte somit kein Gewerbe
gemäß der Definition des Handelsgesetzbuches aus und folglich ist es ihnen

---

[184] Vgl. § 705 BGB.
[185] Vgl. Altendorfer, R., Merk, W., Jensch, I. (2004), S. 29.
[186] So nichts anderes festgelegt wird, sind alle Mitglieder zur Geschäftsführung und Vertretung der
       Gesellschaft ermächtigt. Geschlossene Verträge der Gesellschaft binden alle ihre Mitglieder, die
       Gesellschaft und auch die Mitglieder haften unbegrenzt, auch mit ihrem Privatvermögen. Vgl.
       §§ 705 ff. BGB.
[187] Vgl. Altendorfer, R., Merk, W., Jensch, I. (2004), S. 29.
[188] Wortlaut des § 1 Abs. 2 BÄO: „Der ärztliche Beruf ist kein Gewerbe; er ist seiner Natur nach ein
       freier Beruf."

grundsätzlich nicht gestattet, sich zur gemeinschaftlichen Berufsausübung in einer OHG oder KG zu organisieren.[189]

Entgegen dieser Argumentation und der gegenwärtig praktizierten Praxis gibt es jedoch durchaus Überlegungen, unter welchen Umständen diese Organisationsformen dennoch genutzt werden könnten. So wird angemerkt, dass es auch für Ärzte erlaubte gewerbliche Tätigkeiten gibt (z.b. den Verkauf von Impfstoffen) und darüber hinaus Möglichkeiten bestehen, die ärztliche Tätigkeit steuerlich als eine gewerbliche Tätigkeit zu gestalten. Für letztere Möglichkeit wird dabei auf die so genannte „gewerblich geprägte Personengesellschaft" und die Abfärbe- bzw. Infektionstheorie verwiesen, durch welche bei einer unzureichenden Trennung zwischen rein ärztlicher und gewerblicher Tätigkeit eine Gewerbesteuerpflicht auch für den prinzipiell nicht gewerbesteuerpflichtigen Teil der Leistungserbringung anfallen kann (vergleiche hierzu auch Kapitel 2.6.3.1).[190] In dieselbe Richtung wird argumentiert, dass durch die neu geschaffenen Gesetzesregelungen zum MVZ ausdrücklich eine Beteiligung von Apotheken vorsehen, deren Betrieb zweifelsfrei als Handelsgewerbe anzusehen ist.

Ob der gegenwärtig noch gültige, generelle Ausschluss der Rechtsform der Handelsgesellschaft auch in Zukunft einer gerichtlichen Überprüfung standhält, erscheint angesichts dieser zahlreichen Gegenargumente zumindest fraglich.[191] Es steht zu vermuten, dass sich auf lange Sicht der Wille des Gesetzgebers, dem MVZ eine möglichst große Auswahl an möglichen Rechtsformen zur Auswahl zu stellen, gegenüber derartigen formaljuristischen Beschränkungen durchsetzen wird.[192]

---

[189] Vgl. Altendorfer, R., Merk, W., Jensch, I. (2004), S. 27.

[190] Vgl. Isringhaus, I., Wedland, H. (2004), S. 21 – 22.

[191] Vgl. Altendorfer, R., Merk, W., Jensch, I. (2004), S. 27.

[192] Vgl. Lell, U. (2004).

2.4.1.3 Die Partnerschaftsgesellschaft

Diese Organisationsform basiert auf dem Partnerschaftsgesellschaftsgesetz (PartGG) und soll es Angehörigen freier Berufe ermöglichen, sich zum Zweck der gemeinsamen Berufsausübung zusammenzuschließen.[193] Gesellschafter können dabei im Gegensatz zu den vorangegangenen Gesellschaftsformen ausschließlich natürliche Personen sein.

Die Partnerschaftsgesellschaft hat sich nicht zuletzt aufgrund der getrennten Haftung der in der Gesellschaft organisierten Partner für Kooperationen zwischen Ärzten (z.b. in Form von Praxisgemeinschaften oder Gemeinschaftspraxen) als Rechtsform der Wahl bewährt.[194] Auch für eine ärztliche Kooperation im Rahmen eines MVZ ist diese vergleichsweise unkomplizierte Organisationsform vorteilhaft, jedoch scheidet diese Möglichkeit in vielen Fällen aus, sobald weitere Leistungserbringer an der Gründung und / oder dem Eigentum am MVZ beteiligt werden sollen. Einige der möglichen Gründer (siehe auch Punkt 2.2.1.) wie z.B. Heil- und Hilfsmittelerbringer, Apotheken und Krankenhausträger sind nicht Angehörige der freien Berufe und können somit folgerichtig auch nicht Gesellschafter in einer Partnerschaftsgesellschaft werden.

Die Argumentation, dass ein MVZ schon durch die Anstellung von Ärzten das Recht verliert, sich in der Rechtsform einer Partnerschaftsgesellschaft zu organisieren, ist jedoch als zu restriktiv abzulehnen.[195] So unterscheiden die Kassenärztlichen Vereinigungen unabhängig von der Beschäftigung bzw. Nicht-Beschäftigung von angestellten Ärzten zwischen zwei grundsätzlichen Szenarien. Sind ausschließlich Vertragsärzte (bzw. Angehörige freier Berufe) Gesellschafter des MVZ, so ist die Rechtsform der Partnerschaftsgesellschaft zulässig, unabhängig von der Frage, ob im MVZ selber nur Vertragsärzte oder auch (bzw. nur) ange-

---

193 Vgl. §1 Absatz 1 Satz 1: „Die Partnerschaft ist eine Gesellschaft, in der sich Angehörige Freier Berufe zur Ausübung ihrer Berufe zusammenschließen".

194 In einer Partnerschaftsgesellschaft beschränkt sich der Schadensersatzanspruch für fehlerhafte Berufsausübung aus Privatvermögen auf den Erbringer der beruflichen Leistung. Lediglich für Behandlungen außerhalb des Behandlungsvertrages haften wie bei der GbR alle Gesellschafter persönlich und unbeschränkt als Gesamtschuldner. Vgl. hierzu auch § 8 Absatz 1 und Absatz 2 PartGG.

195 Vgl. Ziermann, K. (2004), S. 542.

stellte Ärzte tätig werden. Sind hingegen neben den Angehörigen freier Berufe noch weitere zugelassene Leistungserbringer Gesellschafter des MVZ, so scheidet die Rechtsform der Partnerschaftsgesellschaft als Option gänzlich aus.[196]

Auch bei einer in der Rechtsform einer Partnerschaftsgesellschaft betriebenen MVZ kommt der Behandlungsvertrag analog zur BGB-Gesellschaft unmittelbar zwischen Patient und Gesellschaft zustande.[197]

2.4.2 Kapitalgesellschaften

2.4.2.1 Die GmbH

Während der Gesetzestext des § 95 lediglich von allen zulässigen Organisations- formen für die MVZ spricht, wird die Rechtsform der GmbH in der Gesetzesbe- gründung explizit genannt. Trotz dieser auf den ersten Blick eindeutigen Erweite- rung der möglichen Organisationsformen um die Gruppe der Kapitalgesellschaf- ten oder zumindest der GmbHs, stellen diese Rechtsformen für die Ausübung am- bulanter Heilkunde noch immer ein sehr umstrittenes Themengebiet dar.[198] Da die rein rechtlichen Aspekte rund um die GmbHs (Gründungskapital mind. 25.000 Euro, beschränkte Haftung, etc.) nur geringfügig Probleme bereiten, wird sich die Betrachtung im Folgenden auf den Konflikt zwischen den Regelungen des SGB V und der jeweiligen Ländergesetze konzentrieren. Die verfassungsrechtlichen As- pekte des Spannungsverhältnisses zwischen Bundes- und Landesrecht und die Fragestellung, ob eine solche Regelung im SGB V die ausschließliche Gesetzge- bungskompetenz[199] der Länder auf dem Gebiet des „allgemeinen ärztlichen Be- rufsrechts" verletzt, soll dabei aus Gründen der Praxistauglichkeit der nachfol- genden Ausführungen bewusst ausgeklammert werden.[200]

Verbote von Kapitalgesellschaften als Rechtsform zur Ausübung ambulanter Heilkunde finden sich derzeit in verschiedener Form noch in den Heilberufegeset- zen von Bayern, Brandenburg, Nordrhein-Westfalen, Sachsen, Berlin und Nieder-

---

[196] Vgl. Kassenärztliche Vereinigung Bayerns (2004e), Seite 20 – 22.

[197] Vgl. Altendorfer, R., Merk, W., Jensch, I. (2004), S. 29.

[198] Vgl. Ratzel, R., Lippert, H.-D. (2004).

[199] Die Gesetzgebungskompetenz der Länder ist geregelt in Art. 70 Abs. 1 GG.

sachsen, wobei in Niedersachsen die Möglichkeit zur Erteilung von Ausnahmeregelungen besteht.[201] So regelt Art. 18 Abs. 1 Satz 2 des bayrischen HKaG scheinbar eindeutig: „Die Führung einer ärztlichen Praxis in der Rechtsform einer juristischen Person des privaten Rechts ist nicht statthaft." Auch in § 16 Abs. 4 des Sächsischen Heilberufekammergesetzes, in § 17 der Berufsordnung der Sächsischen Landesärztekammer und in § 4 Abs. 4 des Berliner Kammergesetzes findet sich ein solches Verbot.[202]

Allerdings greift dieser Artikel aus Sicht der KVen in Bayern und Sachsen im Falle eines MVZ nicht, da das MVZ als solches keine ärztliche Praxis i. S. der jeweiligen Heilberufkammergesetze darstellt, sondern eine Einrichtung sui generis, die somit auch nicht als ärztliche Praxis zu behandeln ist.[203] Diese Auffassung der Kassenärztlichen Vereinigungen in beiden Bundesländern stützt sich dabei auf eine Entscheidung des Bayerischen Verfassungsgerichtshofes vom 13.12.1999, in welchem konkret zu den Bestimmungen des Art. 18 Abs. 1 Satz 2 HKaG ausgeführt wird, dass dessen Regelungsgehalt sich lediglich auf die Organisationsstruktur einer ärztlichen Praxis bezieht.[204] Das Urteil führt weiter aus: „Ein generelles Verbot von Zusammenschlüssen von Ärzten mit Ärzten oder von Ärzten mit Nichtärzten zu juristischen Personen des Privatrechts, sei es auf dem Gebiet der Heilkunde, sei es auf anderen Gebieten, ist in der Vorschrift nicht enthalten. Verboten werden soll nur die Führung einer ärztlichen Praxis in der Rechtsform der juristischen Person des Privatrechts. Unter ärztlicher Praxis wird die Gesamtheit alles dessen verstanden, „was die gegenständliche und personelle Grundlage der Tätigkeit des in **freier Praxis** tätigen Arztes bei der Erfüllung der ihm obliegenden Aufgaben bildet".[205]

---

[200] Für eine umfassende Diskussion dieser Thematik vergleiche Butzer, H. (2004).

[201] Vgl. Ratzel, R., Lippert, H.-D. (2004).

[202] Vgl. Golkowski, S. (2004), S. 2.

[203] Vgl. Deutsche Krankenhaus Gesellschaft (Hrsg.), S. 94, und Kassenärztliche Vereinigung Bayerns (2004e), S. 18.

[204] Siehe Vf. 5-VII-95, Vf. 6-VII-95.

[205] Der Wortlaut des Urteils ist einem Brief des Sächsischen Staatsministeriums für Soziales vom 02.04.2004 entnommen, im Abdruck nachzulesen bei Deutsche Krankenhaus Gesellschaft, S. 93 – 94.

Gegenwärtig werden die zunehmend in die Kritik geratenen Regelungen in den besagten Bundesländern, nicht zuletzt im Licht der beschlossenen Änderungen der MBO-Ä durch den Deutschen Ärztetag 2004, zunehmend abgeschwächt oder gar gänzlich aus den Heilberufekammergesetzen gestrichen. Durch diese Novellierung sowohl der ländereigenen Heilberufekammergesetze als auch der u.U. restriktiven Berufsordnungen der Landesärztekammern steht zu erwarten, dass in absehbarer Zukunft sowohl MVZ als auch Einzelpraxen in fast allen Bundesländern in der Form einer GmbH geführt werden können.[206] Eine Ausnahme hierzu stellt gegenwärtig nach wie vor Bayern dar, wo der entsprechende Paragraph zur Ermöglichung von Ärztegesellschaften in der Rechtsform juristischer Personen aufgrund einer Beanstandung der zuständigen Aufsichtsbehörde wider Erwarten nicht in die bayerische BO übernommen wurde. Zum jetzigen Zeitpunkt sind aus Sicht der KVB also folgerichtig nur dann MVZ-GmbHs zulässig, wenn darin ausschließlich angestellte Ärzte, nicht aber Vertragsärzte tätig sind. Ob und wann diese „hüh und hott" Odyssee ein glückliches Ende findet ist im Augenblick kaum abzusehen, im Fall der Fälle empfiehlt es sich also rechtzeitig bei der zuständigen KV eine möglichst verbindliche Auskunft einzuholen, um vor bösen Überraschungen zumindest bestmöglich gefeit zu sein.

2.4.2.2 Die Aktiengesellschaft

Grundsätzlich fällt die Aktiengesellschaft in dieselbe Kategorie wie die im vorangegangenen Kapitel behandelte GmbH, so dass die Aussagen über die Zulässigkeit eines MVZ in der Rechtsform einer AG weitestgehend analog zu den bereits getätigten werden können.

Schwierigkeiten bereiten im Gegensatz zur GmbH aber einige der Rechtsform innewohnende Besonderheiten. Während das geforderte minimale Grundkapital in Höhe von 50.000 Euro angesichts der Ausstattung heutiger Arztpraxen wohl in den meisten Fällen eher eine pro forma Hürde darstellt, passen andere Erfordernisse deutlich weniger in das bisher vorherrschende Konzept der Führung von Einzel- oder Gemeinschaftspraxen. So könnte die Forderung nach der Mindestanzahl von fünf Aktionären ebenso Probleme bereiten wie die durch das Gesetz vor-

---

206 Vgl. Ratzel, R., Lippert, H.-D. (2004).

geschriebenen Organe der AG (Vorstand, Aufsichtsrat und Hauptversammlung).
Einen Ausweg könnte hier die 1994 erfolgte die Neuregelung des Aktienrechts
bieten, durch welche die „kleine Aktiengesellschaft" eingeführt wurde, um auch
mittelständischen Unternehmen die Nutzung der Rechtsform AG zu ermöglichen.
Für diese Sonderform der AG gelten Erleichterungen in Bezug auf die Gründung
(Wegfall des Erfordernisses von fünf Gründern), die Beschlussfassung und die
Gewinnverwendung. Auch diese Steigerung der Attraktivität der Rechtsform AG
wird kaum zu einer Flut von MVZ AGs führen, aber im Einzelfall mag eine solche kleine AG durchaus in Erscheinung treten, sobald die rechtlichen Aspekte
ausreichend geklärt sind.[207]

Ein weiterer, besonders interessanter Aspekt der AG ist die theoretisch sehr einfa-
che Handelbarkeit der Anteilsrechte in Form von Aktien. Hier muss in jedem Fall
ausreichend Vorsorge getroffen werden, um einen Verkauf von Anteilsrechten an
Nicht-Leistungserbringer (und den damit im schlimmsten Fall verbundenen Zulassungsentzug des MVZ) von vornherein auszuschließen. Auch über die Frage,
inwieweit diese Anteile z.B. im Rahmen einer Sicherungsübereignung an eine
Bank übertragen werden können, ohne dass dem MVZ hierdurch teilweise existenzbedrohende Nachteile entstehen, herrscht gegenwärtig noch keine Klarheit.
Diese und andere Sachverhalte (z.B. ob sich alle Anteile in ärztlicher Hand befinden müssen um eine Dominanz wirtschaftlicher Interessen auszuschließen oder ob
eine bestimmte Stimmenmehrheit hierfür ausreicht) werden vermutlich im Lauf
der kommenden Monate und Jahre geklärt werden, sobald die jeweiligen Fragen
akut werden.[208]

2.4.3 Sonstige Rechtsformen

Grundsätzlich existiert noch eine Reihe von weiteren Rechtsformen, in denen das
MVZ in Sonderfällen betrieben werden könnte. Zu nennen wäre hier etwa der
eingetragene Verein (e.V.), die eingetragene Genossenschaft (e.G.) oder ganz
exotische Organisationsformen wie die Stiftung, kommunale Eigenbetriebe der
Gemeinden oder die Europäische wirtschaftliche Interessenvereinigung (E-

---

[207] Vgl. Altendorfer, R., Merk, W., Jensch, I. (2004), S. 31 – 32.
[208] Vgl. Wigge, P. (2004), S. 8.

WIV).[209] Diese vergleichsweise selten genutzten Rechtsformen werden in der Praxis aus Gründen der Kollision mit anderen Regelungen (z.b. Vertragsarztrecht) oder den Rechtsformen innewohnenden Besonderheiten (z.b. keine Gewinnerzielungsabsicht beim e.v.) nur von nachrangigem Interesse sein, sollen aber der Vollständigkeit halber kurz in die Betrachtung mit einbezogen werden.

So scheidet die Organisationsform des eingetragenen Vereins, die vor allem von Ärztenetzen genutzt wird, bei näherer Betrachtung schon allein deswegen aus, weil die MVZ trotz der gesetzlich geforderten Dominanz von ethischen und medizinischen Aspekten ebenso wie die bestehenden Arztpraxen stets auch eine wirtschaftliche Gewinnerzielungsabsicht haben.[210]

Da sich die eingetragenen Vereine aber gerade durch eine fehlende Gewinnerzielungsabsicht auszeichnen, werden MVZ zwangsläufig auf andere Rechtsformen zurückgreifen müssen.[211]

Weniger eindeutig gestaltet sich die Beurteilung bei den anderen genannten Rechtsformen.[212] Die eingetragene Genossenschaft stellt eine grundsätzlich mögliche Alternative dar, deren genossenschaftlicher Grundgedanke sich jedoch nur schwer mit dem Ziel der Gewinnerzielung oder gar Gewinnmaximierung vereinbaren lässt. Der Betrieb eines MVZ in der Rechtsform einer EWIV scheitert aufgrund der europäischen, bundesgrenzenüberschreitenden Ausrichtung dieser Gesellschaftsform in den meisten Fällen an Konflikten mit Vorschriften des deutschen Sozialrechts. Die Vorteile der Stiftung liegen v. a. in der Möglichkeit, einen steuerlich vorteilhaften, längstmöglichen Bestand zu gewährleisten, ein Ziel, dass bei den meisten MVZ deutlich hinter anderen Bewertungskriterien zurückstehen dürfte.[213] Zusammenfassend erscheint es folglich sehr wahrscheinlich, dass diese Sonderformen – wenn überhaupt – in der Praxis nur in vernachlässigbarem Umfang auftreten werden, weswegen eine eventuell nötige Klärung der Zulässigkeit

---

[209] Vgl. Steinbrück, R. (2004), und Isringhaus, I., Wedland, H. (2004), S. 54.

[210] Vgl. Quaas, M. (2004).

[211] Vgl. Ziermann, K (2004), S. 542.

[212] Vgl. Steinbrück, R. (2004).

[213] Vgl. Isringhaus, I., Wedland, H. (2004), S. 29 – 30.

nicht generalisiert sondern am besten im konkreten Einzelfall unter Einbeziehung
der individuellen Konstellation erfolgen sollte.

2.5   Gestaltungsmöglichkeiten eines MVZ

2.5.1 Grundlagen

Im Gegensatz zu den vergleichsweise restriktiven Gestaltungsmöglichkeiten in
den traditionellen Kooperationsformen bietet das MVZ eine ganze Reihe von
möglichen Konstellationen, die im Folgenden näher beleuchtet und auf mögliche
Schwachstellen abgeklopft werden sollen. Da auch in diesem Bereich noch nicht
alle rechtlichen Grauzonen beseitigt werden konnten, muss diese Betrachtung sich
folglich auf eine fundierte Übersicht auf der Grundlage des gegenwärtigen Stand
des Wissens beschränken.

Grundsätzlich und etwas überspitzt dargestellt verdankt das MVZ seine mannig-
faltigen Gestaltungsmöglichkeiten den Ängsten der Ärzteschaft und dem politischen Druck der Ärztelobby.[214] So waren in der ursprünglichen Fassung des Ge-
setzentwurfes nur MVZ mit ausschließlich angestellten Ärzten vorgesehen.[215] Der
im Gesetzestext zu findenden Zusatz „... als Angestellte **oder Vertragsärzte**
...“[216] fand erst kurz vor der Verabschiedung der endgültigen Version und auf
massiven Druck der Ärzteschaft Einzug in den § 95 SGB V.[217] Durch die Änderung der ursprünglichen Fassung haben sich die Ärzte eine Möglichkeit geschaffen, unter Beibehaltung ihrer Selbständigkeit und ihrer Freiberuflichkeit in den
MVZ tätig zu sein. Doch die Regelung des § 95 SGB V beschränkt sich nicht auf
die Möglichkeit des Nebeneinanders von Vertragsärzten und angestellten Ärzten.
So sind entgegen anders lautender, bis etwa ins zweite Quartal 2004 aufrecht er-
haltener Aussagen grundsätzlich auch MVZ mit ausschließlich Vertragsärzten
ganz ohne angestellte Ärzte denkbar (siehe hierzu auch die Ausführungen unter

---

[214]   Die hier nur kurz angesprochenen Ängste und Befürchtungen, die für den politischen Druck (mit-)
        verantwortlich waren, werden ausführlich in Kapitel 4.2 behandelt und analysiert.
[215]   Vgl. Altendorfer, R., Merk, W., Jensch, I. (2004), S. 36.
[216]   § 95 Abs. 1, Satz 2 SGB V.
[217]   Vgl. Behnsen, W. (2004b), S. 698.

2.5.2.).[218] Im Folgenden sollen die verschiedenen Konstellationen im Einzelnen näher beleuchtet werden.

2.5.2 MVZ ausschließlich mit Vertragsärzten

Wie weiter oben bereits angemerkt besteht die Möglichkeit, ein MVZ ganz ohne angestellte Ärzte zu gründen, indem sich zwei oder mehr Vertragsärzte zusammenschließen und unter Beibehaltung ihrer individuellen Zulassungen im MVZ als Vertragsärzte tätig sind.[219] Diese – auch in der Praxis bereits existierende – Gestaltungsform ist vor allem in Planungsbereichen mit Zulassungsbeschränkungen interessant, da es sich bei solchen MVZ zumeist um bereits existierende Kooperationen (z.b. Gemeinschaftspraxis) handelt, die lediglich in die Form eines MVZ überführt werden (siehe Abbildung 9).[220] Nach gegenwärtiger Rechtslage müsste eine solche Gemeinschaftspraxis in vielen Bundesländern noch aufgrund des Verbots der Zugehörigkeit zu mehr als einer Berufsausübungsgemeinschaft (vergleiche § 18 MBO-Ä, alte Fassung) erst aufgelöst werden, bevor das MVZ gegründet werden kann. Dieser bürokratische Schildbürgerstreich wird jedoch in absehbarer Zeit der Vergangenheit angehören, da dieses Verbot in der novellierten Fassung der MBO-Ä nicht mehr enthalten ist und aktuell auch aus den entsprechenden Berufsordnungen der Länder gestrichen wird (siehe hierzu auch Kapitel 2.7.1). Somit ist mit einer problemlosen Überführung aus anderen, fachübergreifenden Kooperationsformen in ein MVZ zu rechnen, sobald diese Änderung in den einzelnen Bundesländern rechtskräftig umgesetzt ist.

---

[218] Vgl. Quaas, M. (2004).

[219] An dieser Stelle soll noch einmal auf den Unterschied zwischen der Gründerebene und der Betreiberebene eines MVZ hingewiesen werden. Theoretisch könnte auch ein einzelner Vertragsarzt ein MVZ gründen, aber im Fall der hier dargestellten Konstellation fordern die KVen die Beteiligung aller im MVZ tätigen Vertragsärzte an der Gründergesellschaft. Siehe hierzu auch die Ausführungen im Kapitel 2.2.3.

[220] Ein Beispiel hierfür ist das Medizinische Versorgungszentrum mit Standort in 90762 Fürth, Königswarterstraße 82, welches zum 01.07.2004 vom Zulassungsausschuss für Ärzte in Mittelfranken zugelassen wurde.

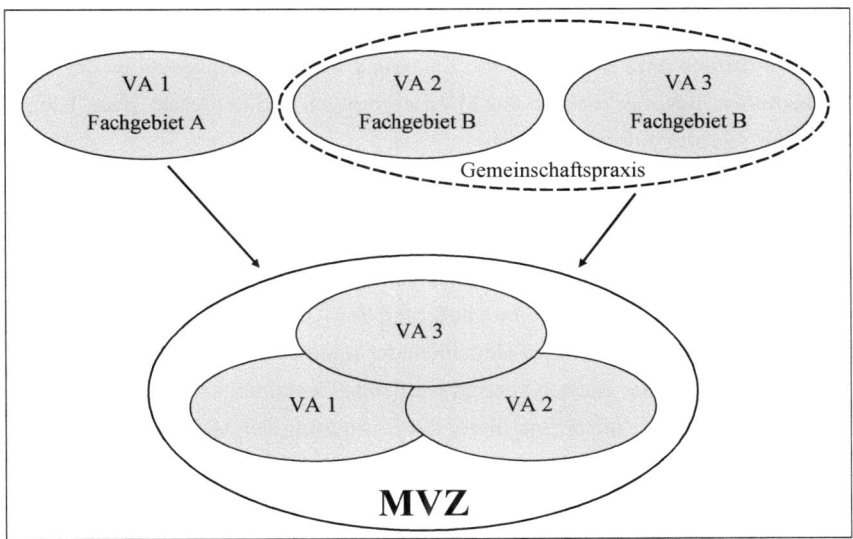

Abbildung 9: **Überführung einer Gemeinschaftspraxis in ein MVZ unter Erweiterung durch einen weiteren Arzt[221]**

Ein weiterer Vorteil bei der Überführung bestehender Kooperationsformen in ein MVZ ist die Tatsache, dass mitunter kein Bedarf an gesellschaftsrechtlicher Umstrukturierung besteht. Sowohl eine BGB-Gesellschaft als auch eine Partnerschaftsgesellschaft (bei der an dieser Stelle behandelten Konstellation sind auch weiterhin nur Ärzte, also Mitglieder freier Berufe Gesellschafter) kann – so dies gewollt ist – als MVZ weitergeführt werden. Jedoch sind eine Überarbeitung bestehender Verträge und deren Anpassungen an die Besonderheiten eines MVZ (z.B. Bestandskriterien des MVZ) auch im Fall der Beibehaltung des rechtlichen Rahmens zwingend erforderlich.[222]

Wenn alle beteiligten Ärzte bereits vorher in dem entsprechenden Planungsbereich tätig waren, ist die Gründung auch in zulassungsbeschränkten Gebieten unproblematisch, da sich an der Versorgungssituation per se nichts ändert. Bei Ärzten zulassungsbeschränkter Fachrichtungen, die zuvor in anderen Planungsbereichen tätig waren an als in demjenigen, in dem die Zulassung des MVZ erwirkt

---

[221]   Quelle: Eigene Darstellung.

werden soll, stellt sich die Sachlage etwas schwieriger dar. In diesem Fall muss sich der betroffene Arzt zuerst um eine Zulassung in dem Planungsgebiet des MVZ bemühen, bevor er diese in das MVZ einbringen und in diesem seine Tätigkeit als Vertragsarzt aufnehmen kann.

Das MVZ ausschließlich mit Vertragsärzten wird vor allem von den innovationskritischeren Teilen der Ärzteschaft gerade wegen der in dieser Variante häufig zu beobachteten Nichtbeteiligung von z.B. Krankenhäusern und dem Fehlen von angestellten Ärzten als die sicherste und aufgrund der Ähnlichkeit zu fachübergreifenden Gemeinschaftspraxen dem Gedanken der traditionellen, vertragsärztlichen Leistungserbringung am ehesten gerecht werdende Gestaltungsoption angesehen. Dennoch erfüllt es die Zielsetzung hinter der Einführung der MVZ nur teilweise und lässt viele gestalterische Möglichkeiten ungenutzt. Aus diesem Grund erscheint es wahrscheinlich, dass die Bedeutung dieser Gestaltungsoption nach einer abwartenden Initialphase im Lauf der Zeit abnehmen wird und die anderen – im Folgenden aufgeführten – Varianten zunehmend häufiger auftreten werden.

2.5.3 MVZ mit Vertragsärzten und angestellten Ärzten

Neben der im vorhergehenden Kapitel behandelten Form des MVZ mit ausschließlich Vertragsärzten ist selbstverständlich auch ein nebeneinander von Vertragsärzten und angestellten Ärzten möglich.[223] Auch in diesem Fall gelten grundsätzlich die oben gemachten Ausführungen zur Umwandlung einer bestehenden Kooperationsform in ein MVZ, jedoch sind an einigen Punkten Besonderheiten zu beachten, die hier nicht unerwähnt bleiben sollen.

So ist beispielsweise die Fortführung in der Form einer Partnerschaftsgesellschaft in dieser Konstellation nicht möglich, wenn einer von zwei Ärzten sich von seinem Kollegen im MVZ anstellen lässt oder wenn ein Krankenhausträger als (Mit-)Gründer des MVZ fungiert.[224] Auch müssen im Gegensatz zu den Ausführungen unter 2.5.2. in einem solchen Fall mit großer Wahrscheinlichkeit gänzlich neue Verträge erarbeitet werden, da die angestellten Ärzte weitestgehend ein No-

222   Vgl. Altendorfer, R., Merk, W., Jensch, I. (2004), S. 35.
223   Vgl. Altendorfer, R., Merk, W., Jensch, I. (2004), S. 36.
224   Vgl. Kassenärztliche Vereinigung Bayerns (2004e), S. 22.

vum im ambulanten vertragsärztlichen Bereich darstellen, das angemessen geregelt werden sollte.[225]

Die Option zur Beschäftigung angestellter Ärzte stellt neben der Möglichkeit zur
Aufnahme von weiteren, nichtärztlichen Leistungserbringer sowie der Angliederung an andere Einrichtungen des Gesundheitswesens einen der wesentlichsten
Vorteile der neuen Versorgungsform MVZ dar.[226] War bisher die Anstellung eines Arztes nur im engen Grenzen in Form eines Assistenzarztes gemäß § 32
Abs. 2 ZV-Ä oder aber als angestellter Arzt gemäß § 32b Abs. 1 ZV-Ä möglich,
wird durch die Versorgungsform des MVZ die ambulante Versorgung durch angestellte Ärzte deutlich gestärkt. Musste sich beispielsweise ein Vertragsarzt in
der Vergangenheit bei der Anstellung eines Job-Sharing Assistenten auf eine Erhöhung des durchschnittlichen Punktzahlvolumens der letzten vier Monate um
maximal 3 % beschränken, existiert für die angestellten Ärzte des MVZ eine solche Regelung (noch) nicht.[227]

Die Bandbreite der möglichen Szenarien reicht von der oben bereits angedeuteten
Anstellung eines Arztes durch seinen Kollegen (z.B. ein Chirurg und ein Anäsate-
sist, die ihre Gemeinschaftspraxis in ein MVZ umwandeln, in welchem sich der
Anästhesist von seinem Kollegen anstellen lässt) bis hin zu großen MVZ oder gar
poliklinikartigen Gebilden mit einer nach oben unbegrenzten Anzahl an Vertragsärzten, angestellten Ärzten sowie möglicherweise weiteren, nichtärztlichen Leistungserbringern (z.B. eine an das MVZ angeschlossene Apotheke). In jedem Fall
muss mindestens ein Vertragsarzt oder aber mindestens ein zugelassener Leistungserbringer als Träger des MVZ auftreten, ein Modell in welchem sich alle
Vertragsärzte als Angestellte in einem MVZ beschäftigen lassen ist also ohne entsprechenden Träger nicht möglich.[228]

Beispiel:
Fünf Vertragsärzte wollen gemeinsam ein Medizinisches Versorgungszentrum
gründen und in diesem als angestellte Ärzte tätig sein. Da sie aber als angestellte

---

[225] Vgl. Altendorfer, R. (2004).
[226] Vgl. Altendorfer, R., Merk, W., Jensch, I. (2004), S. 35.
[227] Vgl. Moritz, H.-D. (2004b), S. 49.
[228] Vgl. Altendorfer, R., Merk, W., Jensch, I. (2004), S. 38.

Ärzte nicht mehr den für die Trägerschaft eines MVZ zwingend geforderten Leistungserbringerstatus besitzen, können sie folgerichtig auch nicht an der Trägergesellschaft des MVZ beteiligt sein. In einem solchermaßen gelagerten Fall gibt es verschiedenste Gestaltungsoptionen, um im konkreten Einzelfall dennoch geeignete Konstruktionen zu entwerfen. So könnte bei Vorhandensein eines gewachsenen Vertrauensverhältnisses zu einem investitionswilligen Leistungserbringer (z.b. das örtliche Krankenhaus) dieser die Trägerschaft übernehmen. Alternativ könnte aber auch einer der Ärzte Vertragsarzt bleiben und z.b. Träger einer MVZ-GbR werden, während seine vier Kollegen sich wie geplant im MVZ anstellen lassen und über entsprechende vertragliche Gestaltung am Erfolg des Versorgungszentrums beteiligt werden. Die Realisierbarkeit aller Varianten ist in jedem Fall maßgeblich von den individuell vorhandenen Strukturen und dem Vertrauen in die beteiligten Parteien abhängig, weswegen die hier aufgeführten Beispiele auch rein anschaulichen Charakter haben und in keinster Weise eine abschließende Darstellung der Möglichkeiten darstellen.

Die Anstellung der Ärzte kann auf mehrere Arten geschehen. Der gänzlich unproblematische Fall, dass in dem Planungsbezirk keine Überversorgung und somit keine Zulassungsbeschränkung für das entsprechende Fachgebiet besteht, soll hier nicht näher dargestellt werden. Unter diesen Umständen kann das MVZ bis zur Erreichung des Bedarfsplanungsschwellenwertes der jeweiligen Fachrichtung beliebig viele Zulassungen beantragen und diese in das Versorgungszentrum integrieren. Im Folgenden sollen die in der Praxis relevanteren Möglichkeiten der Anstellung von Ärzten in zulassungsbeschränkten Gebieten dargestellt werden.

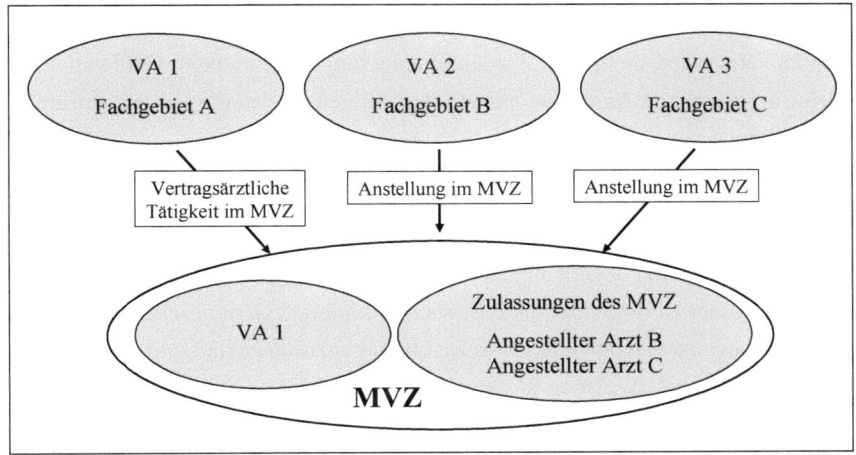

Abbildung 10: MVZ mit Vertragsärzten und angestellten Ärzten[229]

Die einfachste weil in der Praxis unkomplizierteste Möglichkeit ist hierbei, wie bereits erwähnt, die Umwandlung einer bestehenden Kooperation in ein MVZ, wobei sich mehrere der vorher als Vertragsärzte tätigen Ärzte in diesem anstellen lassen (siehe Abbildung 10). Durch diese „Überschreibung" ihrer individualrechtlichen Zulassung auf das MVZ ist die Anstellung auch in für die betroffene Fachrichtung zulassungsbeschränkten Gebieten durch den Zulassungsausschuss der zuständigen KV zu genehmigen, da eine solche Umwandlung „bedarfsplanungsneutral" ist, es faktisch also zu keiner Leistungsausweitung kommt.[230] Ein Beispiel für eine solche Umwandlung aus der Praxis findet sich in Kapitel 6.1 in welchem zwei schwerpunktmäßig augenärztlich tätige MVZ in Mittelfranken näher beleuchtet werden. Alternativ hierzu kann gemäß § 103 Abs. 4a Satz 2 SGB V das MVZ selber weitere frei werdende Arztsitze im Rahmen des Ausschreibungsverfahrens erwerben und diese in das Versorgungszentrum integrieren. Durch die Integration des Arztsitzes wird das MVZ in die Lage versetzt, die vertragsärztliche Versorgung durch einen in Vollzeit tätigen oder mehrere in Teilzeit tätige Ärzte der entsprechenden Fachrichtung in der Einrichtung erbringen zu lassen. Diese Option der „Übertragung" einer Zulassung in ein MVZ soll laut der Gesetzesbe-

---

[229] Quelle: Eigene Darstellung.
[230] Vgl. § 103 Abs. 4a SGB V.

gründung dazu dienen, die Möglichkeiten zur Neugründung von Versorgungszentren zu verbessern, da hierdurch auch in zulassungsbeschränkten Gebieten und ohne eine ausreichende Anzahl an anstellungswilligen Ärzten ein neues Zentrum entstehen könnte.[231]

Zusammenfassend lässt sich sagen, dass diese Option oftmals als „goldener Mittelweg" angesehen wird, um einerseits die spezifischen Vorteile der MVZ umfassend zu nutzen und sich dennoch nicht in völlige Abhängigkeit zu begeben.[232] Besonders interessant ist diese Option auch für „dominierte" Gemeinschaftspraxen, in denen ein oder zwei Ärzte klar als federführend anzusehen sind und die im Extremfall aufgrund ihrer Weisungsstruktur dem Verdacht der „Scheinselbständigkeit" einiger Ärzte ausgesetzt sind. Durch die Gründung eines MVZ durch den dominanten Arzt bzw. die dominanten Ärzte und die Anstellung der anderen Ärzte wird diese Problematik bei gleichzeitiger Nutzung der erweiterten Möglichkeiten des MVZ elegant umgangen. Es ist anzunehmen, dass diese Gestaltungsoption sich vor allem bei den ärztlich dominierten MVZ (in Abgrenzung zu den klinisch dominierten MVZ) auf breiter Front durchsetzen wird.[233]

2.5.4 MVZ ausschließlich mit angestellten Ärzten

Weitestgehend analog zu den Aussagen des vorherigen Kapitels stellt sich die Situation bei MVZ mit ausschließlich angestellten Ärzten dar. Auch hier gibt es die grundlegenden beiden Möglichkeiten der Umwandlung der Individualzulassung in eine Zulassung des MVZ bei gleichzeitiger Anstellung in selbigem oder aber den Erwerb von Zulassungen durch das MVZ selber, welche dann mit angestellten Ärzten besetzt werden (vgl. Abbildung 11).

Anders als bei der Mischform mit angestellten Ärzten und Vertragsärzten ist in diesem Fall eine Trägergesellschaft für das MVZ nötig, da keine Vertragsärzte vorhanden sind, die gleichzeitig im MVZ tätig sein können als auch (z.B. in Form einer BGB- bzw. Partnerschaftsgesellschaft bei mindestens zwei Ärzten als Gesellschaftern) als Träger agieren könnten. Als Träger kommen einzelne oder auch

---

[231]   Vgl. Gesetzesbegründung zur neuen Fassung des § 103 Abs. 4a SGB V.

[232]   Vgl. Kassenärztliche Vereinigung Thüringen (2004), S. 1.

[233]   Vgl. Altendorfer, R., Merk, W., Jensch, I. (2004), S. 34 – 42.

mehrere Vertragsärzte ebenso in Betracht wie beispielsweise ein Krankenhausträger oder ein Zusammenschluss eines oder mehrerer zugelassener Leistungserbringer (siehe hierzu Kapitel 2.2.1).[234]

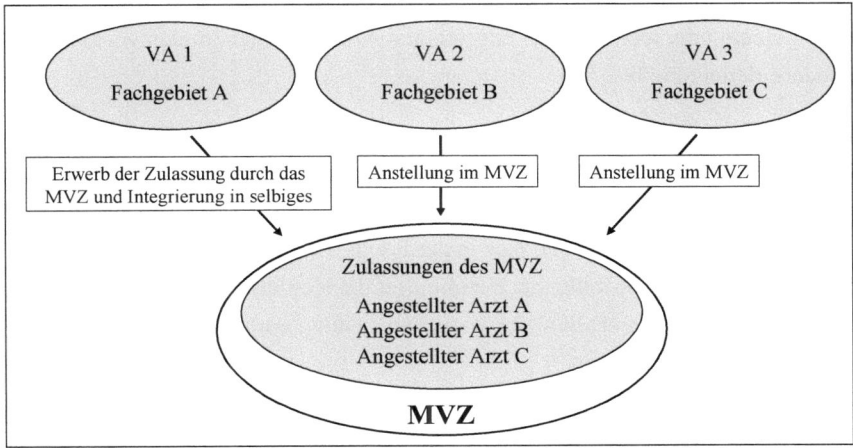

Abbildung 11: Beispiel eines MVZ mit angestellten Ärzten[235]

Zu beachten ist hierbei, dass sich in dieser Konstellation, wie in Kapitel 2.4.2 bereits behandelt, Besonderheiten bei der zulässigen Organisationsform ergeben. So sind neben den auch in den anderen Gestaltungsalternativen möglichen Organisationsformen in MVZ mit ausschließlich angestellten Ärzten nach Ansicht der KVB auch jetzt die Rechtsform der GmbH bzw. der AG zulässig. Begründet wird dies mit dem Umstand, dass das gegenwärtig in manchen Bundesländern noch gültige Verbot einer Berufsausübungsgemeinschaft in Form einer Kapitalgesellschaft in diesem Fall nicht greift. Der Begriff der Berufsausübungsgemeinschaft nach dem Berufsrecht bezieht sich ausschließlich auf Kooperationen zwischen freiberuflich tätigen Ärzten, nicht aber auf die in diesem Fall vorliegende Zusammenarbeit zwischen angestellten Ärzten.[236] Dieser Sachverhalt wird jedoch durch die mit der Novellierung der MBO-Ä einhergehenden Veränderungen in absehbarer Zeit negiert werden und deshalb hier nicht ausführlich dargestellt.

---

234   Vgl. Altendorfer, R., Merk, W., Jensch, I. (2004), S. 34 – 46.

235   Quelle: Eigene Darstellung.

236   Vgl. Kassenärztliche Vereinigung Bayerns (2004e), S. 21.

Im Bereich der ärztlichen Leitung ist bei dieser Gestaltungsalternative eine Besonderheit zu beachten. Da auch bei einer Trägergesellschaft ohne Beteiligung eines Arztes die mehrfach erwähnte Dominanz medizinischer Überlegungen gegenüber finanziellen Zielen gewahrt bleiben soll, kommt der ärztlichen Leitung (die von einem oder mehreren der angestellten Ärzte wahrgenommen wird) eine besondere Bedeutung bei.

Da bei klassischen Beschäftigungsverhältnissen leicht ein zu starker Einfluss des Trägers auf medizinische Entscheidungen zustande kommen kann, erscheint eine entsprechende Befreiung der ärztlichen Leitung von der Weisungspflicht des Trägers als erforderlich. Auch wenn dies in der Praxis vermutlich eher selten vollständig gelingen wird, so sollte doch zumindest die letztinstanzliche medizinische Verantwortung einzig und allein der ärztlichen Leitung vorbehalten bleiben.[237]

Diese Gestaltungsalternative wird sich voraussichtlich vor allem bei klinisch dominierten MVZ durchsetzen, bei denen Vertragsärzte nicht oder nur rein finanziell beteiligt sind. Es ist deswegen erwartungsgemäß auch am häufigsten diese Gestaltungsoption, die von den Ärzten im Rahmen der Kritik an den MVZ gerne als „Medizin-Fabrik" gegeißelt und als Gefahr für den niedergelassenen Arzt gebrandmarkt wird.

2.5.5 MVZ unter Beteiligung eines Krankenhauses

Diese Gestaltungsoption ist eigentlich eher eine Sonderform des im Kapitel 2.5.4 geschilderten Sachverhalts als eine eigenständige Alternative. Aufgrund der hohen Relevanz der Beteiligung von Krankenhäusern und einiger zu beachtender Besonderheiten soll sie aber dennoch kurz in einem eigenen Abschnitt näher beleuchtet werden. Bisher ist diese Alternative, entgegen der Befürchtungen der Ärzteschaft, von den Krankenhäusern noch nicht mit Nachdruck verfolgt worden – allerdings wird sie wohl mittel- bis langfristig an Bedeutung gewinnen. Mehrere Krankenhäuser (z.B. das Stadtkrankenhaus Wertheim oder die Universitätsklinikum in Dresden und Erlangen) oder Träger von Krankenhausketten (z.B. die Rhön-Klinikum Gruppe oder die Helios Kliniken GmbH) prüfen gegenwärtig die

---

[237] Vgl. Altendorfer, R., Merk, W., Jensch, I. (2004), S. 42 – 43.

Erfolgsaussichten einer Beteiligung an bzw. der Gründung eines eigenen MVZ oder haben sich bereits an derartigen Konstruktionen (siehe Abbildung 12) beteiligt.

Da die MVZ gemäß § 95 Abs. 1 Satz 1 SGB V nur an der vertragsärztlichen (ambulanten) Versorgung teilnehmen, nicht aber an der im Krankenhaus zum größten Teil erbrachten stationären Versorgung, entfällt die auf den ersten Blick verlockende Idee eines MVZ mit sowohl ambulanten als auch stationärem Leistungskatalog. Aber auch ohne ein solches Hybrid-MVZ bieten sich zahlreiche Möglichkeiten, wie ein Krankenhaus durch die Beteiligung oder auch die bloße Zusammenarbeit mit einem MVZ profitieren kann. So könnte sich beispielsweise die räumliche Angliederung des MVZ an das Krankenhaus oder in speziellen Fällen gar die Integration des MVZ in durch den Kapazitätsabbau der letzten Jahre freigewordene Räumlichkeiten im Krankenhaus selbst anbieten.[238] Im Einzelnen werden diese potentiellen Chancen im Kapitel 3.4 an entsprechender Stelle genauer dargestellt.

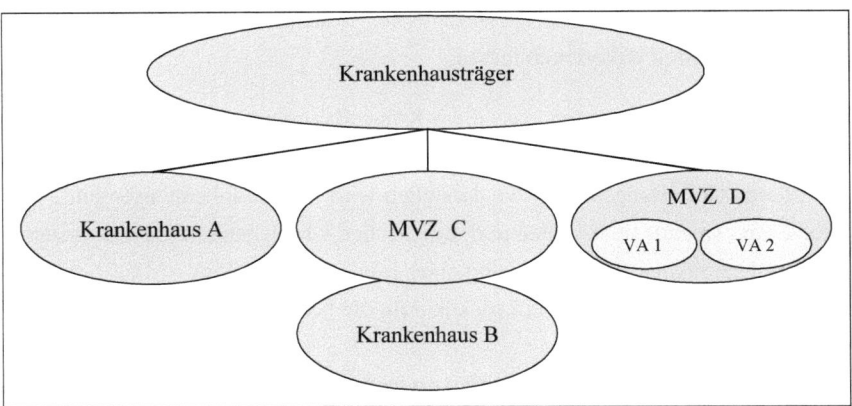

Abbildung 12: MVZ unter Beteiligung eines Krankenhausträgers[239]

Wichtig ist in diesem Zusammenhang darauf hinzuweisen, dass es im Krankenhaus tätigen Ärzten (mit Ausnahme von reinen Laborärzten)[240] nach gegenwärti-

---

[238]   Vgl. DKG (2004), S. 28.

[239]   Quelle: Eigene Darstellung.

ger Rechtslage aufgrund § 20 Abs. 2 der ZV-Ä und der Rechtsprechung des BSG in ähnlich gelagerten Fällen nicht erlaubt ist, gleichzeitig auch in einem von der Krankenhausträgergesellschaft betriebenen MVZ Leistungen zu erbringen.[241] Begründet wird dieses Verbot mit einem Hinweis auf die Gefahr von Interessenskonflikten der Krankenhausärzte vor allem auf dem Gebiet der Krankenhauseinweisungen. Darüber hinaus soll grundsätzlich eine Vermischung von krankenhaus- und vertragsärztlicher Tätigkeit verhindert werden, um einer verstärkten „Selbstgenerierung" von Krankenhauspatienten durch ein an das Krankenhaus angegliedertes MVZ vorzubeugen.[242] Ob dieses Ziel durch diese Regelung angemessen erreicht werden kann erscheint mehr als zweifelhaft, da sie sich mit einfachsten Mitteln (z.B. komplette Versetzung eines loyalen Krankenhausarztes in das MVZ) aushebeln lässt und somit primär zu genau jenen Effizienzverlusten führt, die durch die Vernetzung der Versorgungsbereiche eigentlich abgebaut werden sollten. Nicht nur aus diesem Grund sondern auch in Anbetracht der vergleichsweise liberalen Regelungen für Vertragsärzte erscheint es sehr unwahrscheinlich, dass diese Restriktion längerfristig aufrecht erhalten werden kann bzw. im konkreten Einzelfall vor Gericht Bestand hat, sollte es die Krankenhausseite auf einen Rechtsstreit ankommen lassen.

In der Praxis steht zu vermuten, dass diese Konstellation neben dem MVZ aus Vertragsärzten und angestellten Ärzten (siehe 2.5.3.) die zweite, in größerer Zahl anzutreffende Gestaltungsalternative darstellen wird. Die Krankenhäuser sind aufgrund ihrer (meist) finanziellen und logistischen Überlegenheit die am ehesten geeigneten Kandidaten für die Führung eines reinen Angestellten – MVZ ... und damit aus der Sicht der Ärzteschaft gleichzeitig die bedrohlichste Konkurrenz.

2.5.6 Auswahl sonstiger Gestaltungsmöglichkeiten

Neben den bisher aufgeführten, vergleichsweise nahe liegenden Gestaltungsmöglichkeiten gibt es natürlich auch noch eine Reihe von theoretisch möglichen, aber in der Praxis eher selten anzutreffenden Konstellationen. Von diesen soll eine

---

240 Vgl. Wigge, P. (2004), S. 6.
241 Vgl. Behnsen, E. (2004b), S. 700 – 701.
242 Vgl. Quaas, M. (2004).

Auswahl kurz vorgestellt werden, ohne im Einzelnen zu sehr auf Details einzugehen.

So wäre theoretisch auch eine Trägergesellschaft denkbar, die nicht nur ein oder zwei, sondern gleich eine größere Anzahl von MVZ betreibt, so dass es zur Bildung von „MVZ-Ketten" kommen könnte, die stark den gegenwärtig schon existierenden privaten Krankenhausketten ähneln. Auch ein Nebeneinander von Krankenhäusern und MVZ im Portfolio solch einer zugelassenen Trägergesellschaft erscheint unter diesen Voraussetzungen möglich und – so es sich in der Praxis in Modellversuchen bewährt – sogar wahrscheinlich. Ebenso sind gemischte Kooperationen durchaus denkbar. So könnte eine aus Vertragsärzten bestehende Gemeinschaftspraxis zusammen mit einem angestellte Ärzte beschäftigenden Träger zu einem übergeordneten MVZ zusammenschließen, und sich so neben den erweiterten gesellschaftsrechtlichen Gestaltungsmöglichkeiten zugleich auch einen weiteren Kapitalgeber ins Boot holen.[243]

Theoretisch kann diese Verknüpfung mit nahezu allen unter Punkt 2.2.1. erwähnten, vom Gesetzgeber vorgesehenen Gründern in verschiedenen Konstellationen durchgeführt werden. So wären MVZ in der Trägerschaft von Apotheken oder Heil- / Hilfsmittelerbringern ebenso denkbar wie Versorgungszentren in Sachsen, das von einer Gruppe finanzstarker Vertragsärzte aus z.B. Niedersachsen betrieben wird, entweder als „Kapitalanlage" oder aus individuellen, strategischen Überlegungen. Aufgrund des Umfangs dieser Abhandlung und der Heterogenität der denkbaren Ausgangsszenarien wird an dieser Stelle aber auf die weiteren Konstellationen nicht weiter eingegangen und das Weiterspinnen der Möglichkeiten für spezielle Gestaltungsmöglichkeiten im Einzelfall dem Einfallsreichtum des Lesers überlassen.

---

[243] Vgl. Altendorfer, R., Merk, W., Jensch, I. (2004), S. 45.

2.6 MVZ unter steuerrechtlichen Gesichtspunkten

2.6.1 Grundlagen

Der höchst umfangreiche Komplex der steuerrechtlichen Regelungen im Zusammenhang mit der neuen Versorgungsform der MVZ kann im Rahmen dieser Abhandlung mit Sicherheit nicht in der für eine Gründung ausreichenden oder gar einer abschließenden Form dargestellt werden. Deswegen sollen die folgenden Ausführungen auch keinesfalls als Richtlinie zur Gestaltung der steuerlichen Aspekte eines Versorgungszentrums verstanden werden, sondern vielmehr eine Hinleitung darstellen, in welcher auf Besonderheiten hingewiesen und bezüglich existierender Problemfelder sensibilisiert wird. Aufgrund der Komplexität der steuerrechtlichen Materie und ihrer existentiellen Bedeutung für den mittel- und langfristigen Fortbestand sollte deswegen vor Gründung eines MVZ in jedem Fall die Beratung durch einen auf dem Gebiet der steuerlichen Aspekte des Medizinrechts versierten Rechtsanwalt in Anspruch genommen werden, um sich bestmöglich vor unerwarteten, negativen Überraschungen zu schützen.[244]

In den folgenden Kapiteln sollen zuerst die grundsätzlichen steuerlichen Gestaltungsmöglichkeiten dargestellt werden, bevor darauf aufbauend spezifische Teilaspekte mit besonderer Relevanz für die MVZ im Detail analysiert werden.

2.6.2 Steuerliche Gestaltungsmöglichkeiten

Gemäß dem Wortlaut des § 95 SGB V können Medizinische Versorgungszentren in allen gesetzlich zugelassenen Rechtsformen organisiert werden. Unterschiedliche Rechtsformen ziehen nach derzeitigem Recht auch eine steuerlich unterschiedliche Behandlung nach sich, was in den meisten Fällen auch eine abweichende Steuerbelastung bedeutet. Aus diesem Grund erscheint es ratsam, bei der Planung der Rechtsform parallel zur Prüfung der rechtlichen bzw. organisatorischen Zulässigkeit auch Überlegungen bezüglich der steuerrechtlichen Vorteilhaftigkeit anzustellen.[245]

---

[244] Vgl. Kellner, P. (2004), S. 17.

[245] Vgl. Altendorfer, R., Merk, W., Jensch, I. (2004), S. 78.

Hierbei ist generell zu unterscheiden zwischen den Steuern im laufenden Betrieb (hierunter fallen beispielsweise die Umsatzsteuer, die Körperschaftssteuer, die Einkommenssteuer sowie gegebenenfalls die Gewerbesteuer) und den Steuern anlässlich eines „außergewöhnlichen" Ereignisses außerhalb des laufenden Geschäfts. Beispiele für solche Ereignisse sind die Einbringung von Zulassungen (eventuell samt Praxis) in das MVZ, die Beendigung der Tätigkeit im MVZ oder auch die Übertragung von Anteilen am MVZ.[246]

2.6.3 Laufende Steuern

2.6.3.1 Gewerbesteuer

In der Vergangenheit hatten die meisten Vertragsärzte während ihrer Tätigkeit in einer Praxisgemeinschaft bzw. in einer Einzel- oder Gemeinschaftspraxis keinen Kontakt mit dieser Steuerart. Dies beruht auf der Tatsache, dass die ärztliche Tätigkeit als Katalogberuf im Sinne des § 18 EstG eingestuft und somit nicht als gewerbliche Tätigkeit behandelt wird.[247] Bei der Tätigkeit eines MVZ kann es jedoch aus verschiedenen Ursachen zu einer Gewerbesteuerpflicht kommen.[248]

Die erste Ursache ist eine Gewerbesteuerpflicht durch eine Infektion nicht gewerblicher Tätigkeiten gemäß der Abfärbe- bzw. Infektionstheorie.[249] Gemäß dieser Theorie besteht die Möglichkeit, dass an sich gewerbesteuerbefreite Tätigkeiten (z.B. die rein ärztliche Leistungserbringung) durch einen räumlichen und tätigkeitsimmanenten Zusammenhang mit gewerbesteuerpflichtigen Leistungen (z.B. besondere Arten der Massage[250] oder Leistungen der Altenpflege[251]) selbst

---

[246]   Vgl. Altendorfer, R., Merk, W., Jensch, I. (2004), S. 78.

[247]   Vgl. Altendorfer, R., Merk, W., Jensch, I. (2004), S. 78 – 79.

[248]   Hier sollen die beiden gängigsten Ursachen näher beleuchtet werden, „exotische" Ursachen wie eine Gewerbesteuerpflicht durch Vervielfältigungstheorie oder durch Gewinnpooling werden an dieser Stelle nicht behandelt. Vgl. hierzu auch Kellner, P. (2004), S. 15 – 20.

[249]   Vgl. Isringhaus, I., Wedland, H. (2004), S. 49.

[250]   Sowohl Heilmassagen als auch medizinische Massagen stellen grundsätzlich Einkünfte gemäß § 18 EstG dar.

[251]   Gemäß einem Urteil des BFH vom 11.08.1999 (Aktenzeichen: XI R 12/98) ist die Altenpflege grundsätzlich eine gewerbliche Tätigkeit.

auch gewerbesteuerpflichtig werden. Die Gewerbesteuerpflicht einiger erbrachter Leistungen färbt in einem solchen Fall also auf das Gesamtunternehmen ab.[252]

Dieses Nebeneinander von klassisch freiberuflicher ärztlicher Tätigkeit mit einem Angebot an ergänzenden, gewerblichen Leistungen erscheint angesichts der Gestaltungsformen und Kooperationsmöglichkeiten der MVZ nicht unwahrscheinlich, in vielen Fällen sogar empfehlenswert. So ist ja die Verknüpfung der verschiedenen Leistungserbringer und die Möglichkeit der „Versorgung aus einer Hand" eine der wichtigsten Überlegungen, die hinter der Einführung der Versorgungszentren steht. Somit ist zu erwarten, dass diese Infektion der ärztlichen Leistungen in den MVZ verstärkt stattfinden wird und die passenden Umgehungsstrategien (siehe hierzu weiter unten) entsprechend genutzt werden.

Die zweite Ursache für eine mögliche Gewerbesteuerpflicht liegt in der Rechtsform des MVZ selbst bzw. in der Zusammenarbeit mit anderen Kapitalgesellschaften. So fällt bei der Gründung eines MVZ in Form einer Kapitalgesellschaft per Gesetz grundsätzlich Gewerbesteuer an[253], sofern keine der im GewStG aufgeführten, eine Befreiung begründenden Ausnahmen angeführt werden kann.[254] Ebenso ist bei einer MVZ-Kooperation von Vertragsärzten mit einem Krankenhaus in der Rechtsform einer GbR eine Gewerbesteuerpflicht zu bejahen, da eine GbR von Freiberuflern unter Beteiligung einer Kapitalgesellschaft stets gewerbesteuerpflichtig ist.[255]

Hinsichtlich der Möglichkeiten einer allgemeinen Befreiung der MVZ von der Gewerbesteuer wurden die nahe liegenden Befreiungsvorschriften des § 3 Nr. 20 GewStG durch auf Medizinrecht spezialisierte Juristen geprüft und als nicht anwendbar verworfen. Gemäß dieser Prüfung kommt, sofern es sich nicht um ein Objekt zur überwiegend stationären Behandlung der Patienten (z.B. Krankenhaus) handelt, eine grundsätzliche Befreiung von der Gewerbesteuerpflicht nicht in Betracht.

[252] Vgl. Altendorfer, R., Merk, W., Jensch, I. (2004), S. 79.
[253] Vgl. § 2 Abs. 2 Satz 1 GewStG.
[254] Vgl. § 3 Nr. 20d GewStG.
[255] Vgl. BFH Beschluss vom 3. Dezember 2003, Aktenzeichen: IV B 192/03.

Zwar haben sowohl der Europäische Gerichtshof als auch die nationalen Gerichte (Finanzgerichte und der Bundesfinanzhof) in ständiger Rechtsprechung festgestellt, dass die Anwendung der ähnlich gelagerten Umsatzsteuerbefreiungsvorschrift unabhängig von der die Leistung erbringenden Gesellschaft ist. Somit wäre grundsätzlich unabhängig von der Rechtsform des ärztlichen Leistungserbringers die Leistung gegenüber dem Patienten umsatzsteuerfrei.[256] Welche Wirkung diese Kritik an der gegenwärtig praktizierten Gewerbesteuer kraft Rechtsform haben wird, bleibt abzuwarten und kann zum gegenwärtigen Zeitpunkt nicht beurteilt werden. Potentielle Gründer von MVZ in der Rechtsform einer Kapitalgesellschaft sollten sich in jedem Fall noch vor der Gründung umfassend über die aktuelle Rechtslage in dieser Streitfrage zu informieren (z.B. durch eine verbindliche Auskunft des örtlichen Finanzamtes), um nicht unverhofft trotz der Urteile der Finanzgerichte mit einer Gewerbesteuerpflicht konfrontiert zu werden.

Für MVZ in der Rechtsform einer Personengesellschaft gibt es generell zwei Möglichkeiten, die Gewerbesteuerpflicht eines MVZ zu verhindern. Die erste wäre die Gründung einer separaten Kapitalgesellschaft, welche den gewerblichen Teil der Leistungserbringung übernimmt.[257] Alternativ kann auch eine strikte Trennung der Tätigkeiten eine Infektion mit der Gewerbesteuerpflicht verhindern. So sollte bei einem solchen MVZ grundsätzlich darauf geachtet werden, dass ausschließlich Einkünfte gemäß § 18 EStG erzielt werden. Sollen parallel zu diesen Leistungen auch als gewerblich eingestufte Tätigkeiten angeboten werden, so sollten diese strikt getrennt (räumlich, sachlich und auch in der Abrechnung) vom restlichen Geschäft erfolgen, um einer Infektion vorzubeugen.[258]

2.6.3.2 Einkommensteuer / Körperschaftssteuer

Auch auf diesem Gebiet hat die Wahl der Rechtsform einen starken Einfluss auf die verfahrenstechnischen Aspekte der Besteuerung. Körperschaften (z.B. Kapitalgesellschaften) stellen im Gegensatz zu Personengesellschaften eigenständige

---

[256]   Vgl. Isringhaus, I., Wedland, H. (2004), S. 53.
[257]   Vgl. Isringhaus, I., Wedland, H. (2004), S. 49.
[258]   Vgl. Altendorfer, R., Merk, W., Jensch, I. (2004), S. 79.

Steuersubjekte dar die folglich auch unmittelbar besteuert werden.[259] Dem gegenüber wird bei Personengesellschaften der Gewinn durch die Gesellschaft lediglich verteilt und erst mittelbar auf der Ebene der Gesellschafter nach deren individuellem steuerlichen Status versteuert.[260]

Welche Besteuerung im konkreten Fall vorteilhafter ist, hängt stark vom Einzelfall und den die Gründung des MVZ flankierenden Rahmenbedingungen ab. Personengesellschaften schneiden erfahrungsgemäß im direkten Steuervergleich in Abhängigkeit von dem am Ort der Niederlassung gültigen Gewerbesteuerhebesatz besser ab, solange die weiter oben näher erläuterte Infektion mit einer Gewerbesteuerpflicht verhindert werden kann.[261] Bei dieser Betrachtung sind natürlich die steuerrechtlichen Möglichkeiten beider Rechtsformkategorien nur sehr grob skizziert berücksichtigt, im konkreten Einzelfall mag es durchaus sein, dass auch eine gewerbesteuerpflichtige Personengesellschaft aufgrund der vorliegenden Ausgangssituation oder rein gefühlsmäßiger, irrationaler Beweggründe dennoch einer Kapitalgesellschaft vorgezogen wird.

Aus diesem Grund soll an dieser Stelle nicht tiefer in die Materie der Besonderheiten der beiden Steuerarten eingegangen und wiederum auf eine individuelle Beratung durch einen auf diesem Gebiet tätigen Rechtsanwalt verwiesen werden, durch welche die Vor- und Nachteile im Einzelfall geprüft und gegeneinander abgewogen werden können.

2.6.3.3 Umsatzsteuer

Grundsätzlich sind ärztliche Leistungen gemäß § 4 Nr. 14 UstG von der Umsatzsteuerpflicht befreit. § 4 Nr. 14 UstG besagt hierzu:

„Von den unter § 1 Absatz 1 Nrn. 1 – 3 fallenden Umsätzen sind steuerfrei:

…

14. Die Umsätze aus der Tätigkeit als Arzt, Zahnarzt, Heilpraktiker, Krankengymnast, Hebamme oder aus einer ähnlichen heilberuflichen Tätigkeit i.S.d. § 18

---

259 Vgl. Golkowski, S. (2004), S. 4.

260 Vgl. Altendorfer, R., Merk, W., Jensch, I. (2004), S. 81.

261 Vgl. Altendorfer, R., Merk, W., Jensch, I. (2004), S. 81.

Abs. 1 Nr. 1 des Einkommensteuergesetzes und aus der Tätigkeit als klinischer Chemiker. **Steuerfrei sind auch die sonstigen Leistungen von Gemeinschaften, deren Mitglieder Angehörige der in Satz 1 bezeichneten Berufe sind**, gegenüber ihren Mitgliedern, soweit diese Leistungen unmittelbar zur Ausführung der nach Satz 1 steuerfreien Umsätze verwendet werden."

Somit galt schon bisher sowohl für Ärzte als auch für Zusammenschlüsse von Ärzten (z.B. in der Form einer Gemeinschaftspraxis oder Praxisgemeinschaft) in Bezug auf ihre unmittelbar ärztliche Tätigkeit eine Befreiung von der Umsatzsteuerpflicht.[262] Von manchen Rechtsexperten wurde in diesem Zusammenhang die Frage aufgeworfen, ob diese Befreiung auch dann noch gilt, wenn die Ärzte in der Rechtsform einer Kapitalgesellschaft tätig sind und dadurch kraft Rechtsform gewerbliche Einkünfte erzielen.[263]

Eine mögliche Befreiungsvorschrift für die MVZ lässt sich in § 4 Nr. 16 UstG vermuten, welcher besagt:[264]

„Von den unter § 1 Abs. 1 Nrn. 1-3 fallenden Umsätzen sind steuerfrei:

...

16. die mit dem Betrieb der Krankenhäuser, Diagnosekliniken und anderen Einrichtungen ärztlicher Heilbehandlung, Diagnostik oder Befunderhebung sowie der Altenheime, Altenwohnheime und Pflegeheime eng verbundenen Umsätze, wenn

a) diese Einrichtungen von juristischen Personen des öffentlichen Rechts betrieben werden oder

...

c) bei Diagnosekliniken und anderen Einrichtungen ärztlicher Heilbehandlung, Diagnostik oder Befundserhebung die Leistungen unter ärztlicher Aufsicht erbracht werden und im vorangegangenen Kalenderjahr mindestens 40 von Hundert der Leistungen den in Nr. 15 Buchstabe b genannten Personen zugute gekommen sind ..."

---

[262] Vgl. DKG (2004), S. 33.

[263] Vgl. Altendorfer, R., Merk, W., Jensch, I. (2004), S. 84.

[264] Hinweis auf Vorhandensein dieser Spezialvorschrift entnommen aus Isringhaus, I., Wedland, H. (2004), S. 50 – 51.

Zum gegenwärtigen Zeitpunkt ist noch nicht abschließend über die (finanz-) rechtliche Einstufung der Medizinischen Versorgungszentren entschieden worden, so dass nicht mit absoluter Sicherheit gesagt werden kann, ob die MVZ künftig wie Arztpraxen behandelt werden oder aber unter den in § 4 Nr. 16c UStG enthaltenen Begriff der „anderen Einrichtungen ärztlicher Heilbehandlung" subsumiert werden. Sollte letzteres der Fall sein und ein MVZ die im Gesetz geforderten Bedingungen[265] erfüllen, würde die Regelung des § 4 Nr. 16c UStG als „lex specialis" Vorrang haben vor dem allgemeineren Recht aus der Generalklausel für die Umsatzsteuerbefreiung des § 4 Nr. 14 UStG.[266] In der Praxis wurde Anfang 2005 bereits ein konkreter Fall bekannt, bei dem das zuständige Finanzamt einem MVZ in Kiel verbindlich mitteilte, dass die ärztliche Tätigkeit im Rahmen des MVZ nicht zu gewerblicher Tätigkeit und somit auch nicht zu einer Umsatzsteuerpflicht führen wird.[267] Ob auch andere Finanzämter diese Einschätzung teilen und wann mit einer endgültigen Klärung des Status der MVZ zu rechnen ist, kann derzeit noch nicht exakt vorausgesagt werden, weswegen sich potentielle Gründer zu dieser Frage individuell bei ihrer Rechtsberatung oder bei ihrem zuständigen Finanzamt informieren sollten.

Bereits geklärt ist hingegen der Umstand, dass auch angestellte Ärzte ihre ärztlichen Leistungen grundsätzlich umsatzsteuerfrei erbringen können, wie das Bundesfinanzministerium in einem Schreiben vom 08.11.2001 zweifelsfrei festgestellt hat.[268] Durch diese Regelung wird gegenwärtig angenommen, dass die Umsatzsteuerbefreiung des § 4 Nr. 14 UStG automatisch auch bei angestellten Ärzten, die ihre ärztliche Leistungen für eine Kapitalgesellschaft erbringen, Anwendung findet.[269]

Ungeachtet der weiter oben genannten Befreiungsvorschrift sind jedoch die beispielhaften, nachfolgenden Leistungen – unabhängig von Rechtsform und Erbrin-

---

[265] Als Voraussetzung für die Erlangung der Umsatzsteuerbefreiung verlangt § 4 Nr. 16c UStG, dass im vorangegangenen Kalenderjahr mindestens 40 % der Leistungen gegenüber dem in Nr. 15 Buchstabe b genannten Personenkreis (gesetzlich versicherte Patienten und Sozialhilfeempfänger) erbracht wurden.

[266] Vgl. Altendorfer, R., Merk, W., Jensch, I. (2004), S. 85.

[267] Vgl. Schnack, D. (2005).

[268] Vgl. Bundesministerium der Finanzen (2001), S. 823.

[269] Vgl. Altendorfer, R., Merk, W., Jensch, I. (2004), S. 85.

gung durch Angestellte Ärzte bzw. Vertragsärzte – grundsätzlich mit 7 % bzw. 16 % umsatzsteuerpflichtig:[270]

- Nicht therapeutischen Zwecken dienende Gutachtenleistungen
- Vortrags- und Lehrtätigkeiten
- Arbeitsmedizinische Betreuung
- Unternehmungs- / Unternehmercoaching
- IGeL-Leistungen
- Leistungen (nicht IGeL), deren Kosten von der GKV nicht übernommen werden und die somit nicht als ärztlich indiziert gelten
- Augenärzte: Kontaktlinsen / Pflegemittel
- Zahnärzte: Eigenlabor, Prophylaxe-Shop

Selbstverständlich kann für umsatzsteuerbefreite Umsätze auch kein Vorsteuerabzug in Anspruch genommen werden, wohl aber für die erwähnten, umsatzsteuerpflichtigen Leitungen.[271] Bedingung für ein solches Nebeneinander von teilweise umsatzsteuerpflichtigen und –befreiten Leistungen ist eine nachvollziehbare und eindeutige Aufteilung der Vorsteuern. Dies erfolgt durch direkte Zuordnung der Vorsteuer zum damit im Zusammenhang stehenden Umsatz bzw. durch anteilige Zuordnung bei Eingangsumsätzen, die sowohl steuerpflichtige als auch –befreite Umsätze nach sich ziehen (z.B. Material, welches sowohl für ärztlich indizierte als auch für IGeL Leistungen verwendet wird).[272]

2.6.4 Steuern bei außergewöhnlichen Ereignissen

2.6.4.1 Definition und Begriffsabgrenzung

Wie der Name schon implizit nahe legt, fallen in diesen Bereich Ereignisse außerhalb des laufenden Betriebs des MVZ, so beispielsweise der Ein- und Austritt

---

[270] Kellner, P. (2004), S. 20. Die Liste der umsatzsteuerpflichtigen Leistungen entstand in Anlehnung an Isringhaus, I., Wedland, H. (2004), S.53.

[271] Der Vorsteuerabzug bezieht sich auf die von einem Unternehmen auf seine eingekauften Waren geleistete Umsatzsteuer. Diese gezahlte Umsatzsteuer kann grundsätzlich vom Finanzamt zurückgefordert werden, solange sie mit so genannten „steuerpflichtigen Umsätzen" steht und wird als Vorsteuerabzug bezeichnet.

[272] Vgl. Isringhaus, I., Wedland, H. (2004), S. 51.

von Gesellschaftern, die Liquidation des MVZ oder die Vererbung von Anteilen. Aufgrund der Heterogenität der denkbaren Sachverhalte kann und soll in dieser Arbeit nicht auf jedes Detail eingegangen werden.

Ziel der nachfolgenden Betrachtung ist es vielmehr, dem interessierten Leser ein Bild davon zu verschaffen, wie sehr auch dieser Bereich durch teils sehr spezifische Vorschriften sowohl des Vertragsarztrechts, aber auch des Gesellschafts- und Steuerrechts reguliert ist. Dabei soll nicht primär der Eindruck eines vor allem aus der Sicht eines „Vollblutmediziners" höchst abschreckenden Rechtswirrwarrs erzeugt werden, sondern gezielt auf einige der allgemeinsten Sachverhalte hingewiesen und für potentielle Probleme sensibilisiert werden.

Zu Beginn sollen einige Szenarien behandelt werden, welche mit der Gründung des MVZ bzw. der Aufgabe der bisherigen Praxis einhergehen. Anschließend soll kurz ein Blick auf die möglichen Problemfelder bei Ein- und Austritt von Gesellschaftern in Abhängigkeit von der Rechtsform des MVZ geworfen werden. Selbstverständlich gibt es über die hier behandelten Sachverhalte hinaus noch zahllose weitere, steuerrechtlich relevante Szenarien (z.B. die Liquidierung des MVZ, Übertragung von Todes wegen, etc.), die jedoch über die Zielsetzung einer einführenden Betrachtung und Sensibilisierung für mögliche Problemfelder weit hinausgehen und deswegen an dieser Stelle nicht behandelt werden können.

2.6.4.2 Praxisaufgabe bei Eintritt in ein MVZ

Dieser Sachverhalt ist vor allem für Ärzte interessant, die ihre individuelle Zulassung in ein MVZ einbringen wollen, unabhängig davon, ob sie im Rahmen des MVZ auch weiterhin als Vertragsärzte oder aber als angestellte Ärzte tätig werden wollen. Die Tatsache, dass überörtliche MVZ vom Gesetzgeber explizit ausgeschlossen wurden und Ärzte in einem MVZ nur am Ort der Niederlassung tätig werden können, führt wahrscheinlich in der Praxis in den meisten Fällen zu einer Verlagerung des Praxissitzes an den Ort des MVZ bzw. zur Aufgabe der bisherigen Praxis.[273]

---

[273] Das MVZ ist ebenso wie der niedergelassene Vertragsarzt an das so genannte „Vertragsarztsitzprinzip" gebunden. Dies bedingt, dass das MVZ bzw. im MVZ tätige angestellte Ärzte und Ver-

Überträgt ein bisher als Vertragsarzt tätiger Mediziner seine Zulassung vollständig auf ein MVZ und lässt er sich in diesem anstellen, so kann er gemäß § 103 Abs. 4a Satz 1 SBG V seine Praxis weder fortführen noch an einen Nachfolger übergeben, da dies zu einer ungewollten Zulassungsvermehrung führen würde.[274] Der Verkauf der Praxis an sich ist davon jedoch nicht betroffen. Die Praxisräumlichkeiten samt Inventar können also grundsätzlich unabhängig von der Übertragung der Zulassung entweder veräußert werden (an das MVZ bzw. an Dritte) oder zur Erbringung von ausschließlich privatärztlichen Leistungen verwendet werden.

Unter steuerlichen Gesichtspunkten führt jedoch nur eine völlige Aufgabe der Praxistätigkeit zu der Möglichkeit des steuervergünstigten Praxisverkaufs, eine bloße Einstellung der vertragsärztlichen Tätigkeit (bei Beibehaltung der privatärztlichen Tätigkeit) genügt hierfür nicht.[275] Grundsätzlich stehen als Optionen ein gewisser Freibetrag (§ 16 Abs. 4 EStG) oder aber ein ermäßigter Steuersatz (§ 34 Abs. 3 EstG) zur Verfügung.[276] Der Freibetrag in Höhe von derzeit 45.000 Euro wird nur einmal im Leben für über 55-jährige oder dauerhaft erwerbsunfähige Ärzte gewährt, wenn der Veräußerungsgewinn 136.000 Euro nicht überschreitet.[277] Beim ermäßigten Steuersatz gibt es gegenwärtig zwei Alternativen, die so genannte „Fünftel-Regelung" und die Einkommensbesteuerung mit zur Zeit 56 % des durchschnittlichen Steuersatzes. Die „Fünftel-Regelung" mit der rechnerischen Aufteilung der Einnahmen auf fünf Jahre kann mehrmals im Leben geltend gemacht werden, der ermäßigte Steuersatz hingegen nur ein einziges Mal.[278] Welche der genannten Alternativen im Einzelfall am günstigsten ist und welche weiteren Bedingungen zu beachten sind um die steuerbegünstigte Veräußerung nicht zu gefährden, sollte im Einzelfall in Abstimmung mit einem fachkundigen Steuer-

---

[274] tragsärzte nur am Ort der Niederlassung des Versorgungszentrums unter einer postalischen Adresse tätig werden können. Vgl. Kassenärztliche Vereinigung Südbaden (2004), S. 19.

[274] Vgl. KKF (2004), S. 165.

[275] Die Vergünstigung wird grundsätzlich gewährt, wenn alle „wesentlichen Betriebsgrundlagen" der Praxis in einem einheitlichen Vorgang veräußert werden, was im Regelfall die privatärztliche Tätigkeit einschließt. Eine Ausnahme bildet gemäß einem Urteil des Bundesfinanzhofes aus dem Jahr 2000 (IV R 63/99) die privatärztliche Tätigkeit, wenn sie weniger als 10 % des verkauften Umsatzes ausmacht. Vgl. hierzu auch Bogner, F. (2004) und Isringhaus, I., Wedland, H. (2004), S. 39.

[276] Vgl. Isringhaus, I., Wedland, H. (2004), S. 39.

[277] Vgl. Bogner, F. (2004), und Kellner, P. (2004), S. 16.

[278] Vgl. Bogner, F. (2004).

rechtsanwalt untersucht werden, noch bevor die Übertragung der Zulassung an das MVZ abgeschlossen ist.

Im Fall eines Vertragsarztes gestaltet sich der Sachverhalt grundsätzlich sehr ähnlich. Der Vertragsarzt kann – wenn sein bisheriger Praxissitz nun Ort der Niederlassung des MVZ wird – die Praxis an das MVZ verkaufen und in den bisherigen Räumlichkeiten weiter tätig sein, wenn auch nun eben im MVZ und nicht mehr in eigener Praxis. Fallen der Ort der Niederlassung des MVZ und der bisherige Praxissitz auseinander, so kann der Vertragsarzt die Praxis entweder separat verkaufen oder aber in den Räumlichkeiten weiterhin (soweit dies mit dem MVZ vertraglich geregelt ist) privatärztlich tätig sein.

Veräußert der Vertragsarzt seine Praxis an das MVZ, so handelt es sich um einen Verkauf „an sich selbst", da der im MVZ tätige Vertragsarzt nach gegenwärtigem Stand der Erkenntnis zwingend Mitgesellschafter des MVZ sein muss.[279] Grundsätzlich ist es jedoch für die Gewährung der im Fall des angestellten Arztes genannten Steuervorteile weitestgehend unerheblich, ob der Vertragsarzt seine Praxis an das MVZ oder an Dritte veräußert.[280] Die bereits angesprochenen Beschränkungen bezüglich der stark begrenzten privatärztlichen Tätigkeit gelten allerdings auch hier, so dass bei starker Betätigung auf diesem Gebiet unter Umständen auf die Vergünstigungen verzichtet werden muss. Eine individuelle Beratung durch einen im Steuerrecht versierten Rechtsanwalt kann und will diese überblicksartige Ausführung aber auch in diesem Fall nicht ersetzen.

2.6.4.3 Ein- und Austritt von Gesellschaftern

Die Aufnahme neuer Gesellschafter (sei es zur tatsächlichen Vergrößerung des MVZ oder zur bloßen Erlangung von frischem Kapital) stellt ebenso wie das Ausscheiden alter Gesellschafter ein außergewöhnliches Ereignis für jedes MVZ dar, bei dem es einige grundsätzliche Punkte zu beachten gibt.

So muss an dieser Stelle noch einmal auf das bereits mehrfach zitierte Bestandskriterium des § 95 Abs. 1 Satz 3, zweiter Halbsatz SGB V hingewiesen werden,

---

[279] Vgl. Isringhaus, I., Wedland, H. (2004), S. 39.
[280] Vgl. Isringhaus, I., Wedland, H. (2004), S. 46.

wonach sowohl die Gründung als auch der Betrieb des MVZ ausschließlich durch zugelassene Leistungserbringer erfolgen darf. Bei Wegfall dieser Gründungsvoraussetzung zu einem späteren Zeitpunkt, etwa durch die Aufnahme eines Nicht-Leistungserbringers im Sinne des § 95 SGB V, ist dem MVZ die Zulassung zu entziehen.[281]

Wenn man im Folgenden davon ausgeht, dass lediglich zugelassene Leistungserbringer als Gesellschafter in das MVZ ein- bzw. aus diesem aussteigen, stellen sich die steuerlichen Aspekte bei Versorgungszentren in Form einer Personengesellschaft weitestgehend analog zu den Regelungen bezüglich einer Gemeinschaftspraxis dar. Der Veräußerungsgewinn ist für den aussteigenden Gesellschafter also voll steuerpflichtig, die Regelungen bezüglich möglicher Vergünstigungen (z.B. bei Berufsunfähigkeit bzw. bei über 55-jährigen Gesellschaftern) gelten analog.[282]

Weit komplexer stellt sich der Sachverhalt dar, wenn das MVZ in der Rechtsform einer Kapitalgesellschaft geführt wird. Diese sind zwar grundsätzlich in einem weit geringeren Maß als die Personengesellschaften von der gegenwärtigen Konstellation der beteiligten Gesellschafter betroffen, aber zugleich mangelt es hier an konkreten Beispielen aus der Praxis, an denen die Abläufe bei einem Gesellschafterwechsel beobachtet und analysiert werden könnten.

Vergleichsweise einfach stellt sich die Situation bei einer MVZ GmbH dar: der Veräußerungsgewinn des ausscheidenden Gesellschafters ist ab einer Beteiligungshöhe von 1 % steuerpflichtig, es gelten die Regelungen des „halben Steuersatzes" durch das Halbeinkünfteverfahren. Durch den Verkauf der Anteile realisierte Verluste können ab einer einprozentigen Beteiligung mit anderen Einkünften aufgerechnet werden.[283]

Für den Bereich der MVZ AG gelten grundsätzlich dieselben Regelungen, allerdings existieren auf diesem Gebiet noch so viele ungeklärte Fragen (Sonderstatus aufgrund der Limitierung der potentiellen Aktieneigner, MVZ Eigentum an eige-

---

[281] Vgl. § 95 Abs. 6 Satz 2 SGB V.

[282] Vgl. Altendorfer, R., Merk, W., Jensch, I. (2004), S. 88.

[283] Vgl. Altendorfer, R., Merk, W., Jensch, I. (2004), S. 88.

nen Aktien, etc.), dass zum gegenwärtigen Zeitpunkt keinerlei gesicherte Aussage über die zukünftige Entwicklung getätigt werden kann.

2.7 Novellierung der MBO-Ä durch den Deutschen Ärztetag 2004

2.7.1 Änderungen der MBO-Ä

Vom 18. bis zum 21. Mai 2004 fand in Bremen der 107. Deutsche Ärztetag statt, der eine Reihe von Änderungen der Musterberufsordnung für die deutschen Ärzteschaft beschlossen hat. Der Tenor der Beschlüsse spiegelt einerseits den Willen der Ärzteschaft wieder, sich den aktuellen Entwicklungen im deutschen Gesundheitswesen zu öffnen und nicht mehr zeitgemäße, restriktive Regelungen an die neuen Vorgaben des SGB V anzupassen.[284] Parallel zu dieser grundsätzlich progressiven Geisteshaltung kann jedoch auch eine gewisse Abwehrhaltung der Ärzteschaft beobachtet werden, die auf mehr oder weniger konkrete Vorbehalte und Befürchtungen gegenüber den neuen Versorgungsformen zurückzuführen ist.[285] Diese Ängste und Befürchtungen werden im Kapitel 4.2 ausführlich dargestellt und sollen deswegen hier nicht im Detail behandelt werden. Besonders deutlich wird der Zusammenhang zwischen der Änderung der MBO-Ä und den MVZ im Beschlussprotokoll des 107. Deutschen Ärztetages, in welchem folgende Passage zu lesen ist:

„Die Ärzteschaft wird ihre Berufsordnungen auf Grund der neuen Versorgungsstrukturen den Erfordernissen einer freien und wirtschaftlich sinnvollen Niederlassung in einer Einzelpraxis angleichen. Damit sollen Benachteiligungen insbesondere gegenüber Medizinischen Versorgungszentren vermieden werden. Der Deutsche Ärztetag fordert den/die Gesetzgeber auf, die sozialrechtlichen und anderen Regelungen so zu ändern, dass die Kompatibilität zu den Beschlüssen des 107. Deutschen Ärztetages zur (Muster-) Berufsordnung schnellstens hergestellt

---

[284]   Vgl. Schade, H.-J. (2004).
[285]   Vgl. Lutz, J. (2004).

wird, dies unter besonderer Berücksichtigung der Chancengleichheit von nieder-gelassenen Kollegen und Versorgungszentren."[286]

Die für MVZ relevanten Änderungen durch die Novellierung der MBO-Ä sollen im Folgenden im Überblick dargestellt werden.[287]

- Dem Arzt ist es fortan gestattet, über dem Praxissitz hinaus an zwei weiteren Orten ärztlich tätig zu sein (§ 17 Abs. 2 MBO-Ä).
- Die Regelungen bezüglich ausgelagerter Praxisstätten und Zweigpraxen wer-den aus der MBO-Ä gestrichen.
- Die so genannte „Aufsuchende medizinische Gesundheitsversorgung" wird eindeutig geregelt und für zulässig erklärt (§ 17 Abs. 3 MBO-Ä).
- Die Regelung bezüglich der zulässigen Kooperationsformen[288] wurde insoweit erweitert, als nun auch auf einzelne Leistungen beschränkte Berufsausübungs-gemeinschaften („Teilgemeinschaftspraxis") möglich sind (§ 18 Abs. 1 MBO-Ä).
- Ärzte dürfen ihre berufliche Zusammenarbeit in allen für den Arztberuf zuläs-sigen Gesellschaftsformen ausüben, solange ihre eigenverantwortliche, medi-zinisch unabhängige sowie nicht gewerbliche Berufsausübung gewährleistet ist. Somit entfällt die Beschränkung auf BGB- und Partnerschaftsgesellschaft (§ 18 Abs. 2 MBO-Ä).
- Das Verbot der Zugehörigkeit zu nur einer einzigen Berufsausübungsgemein-schaft wird aufgehoben (§ 18 Abs. 3 Satz 1 MBO-Ä).
- Die Berufsausübungsgemeinschaft mit mehreren Praxissitzen („überörtliche Gemeinschaftspraxis") ist nun möglich, sofern an jedem Praxissitz verantwort-lich mindestens ein Mitglied der Berufsausübungsgesellschaft hauptberuflich tätig ist (§ 18 Abs. 3 Satz 3 MBO-Ä).

---

[286] Beschlussprotokolls des 107. Deutschen Ärztetages in Bremen, entnommen aus Deutsches Ärzte-blatt 101, 22, 1580.

[287] Die entsprechenden Änderungen der ZV-Ärzte sollen nach dem gegenwärtigen Stand des Wissens im Frühjahr 2006 erfolgen. Vgl. hierzu auch Kassenärztliche Vereinigung Bayerns (2004f).

[288] Zulässige Kooperationsformen im Sinne der MBO-Ä sind gemäß §18 Berufsausübungsgemein-schaften, Organisationsgemeinschaften, medizinische Kooperationsgemeinschaften und Praxis-verbünde.

- Ankündigungen von Berufsausübungsgemeinschaften und sonstigen Kooperationen wird gestattet (§ 18a Abs. 3 Satz 1 MBO-Ä)

- Unter der Bedingung, dass die medizinische Notwendigkeit zu regelmäßiger, gemeinschaftlicher Durchführung von medizinischen Maßnahmen besteht darf ein angestellter Facharzt Leistungen erbringen, die über das Fachgebiet des anstellenden Arztes hinausgehen (§ 19 Abs. 2 MBO-Ä)

- In Anlehnung an die so genannte Rechtsanwaltsgesellschaft wird die Ärztegesellschaft als zusätzliche privatrechtliche Rechtsform eingeführt (§ 23a MBO-Ä).

- Die enumerative Auflistung derjenigen Berufe, mit denen Ärzte so genannte medizinische Kooperationsgemeinschaften formen können, soll wegfallen. Stattdessen soll die Gesamtheit der möglichen, kooperationsfähigen Berufe beschrieben sein als „Berufsangehörige anderer akademischer Heilberufe im Gesundheitswesen oder staatlicher Ausbildungsberufe im Gesundheitswesen sowie anderer Naturwissenschaftler und Mitarbeiter sozialpädagogischer Berufe"[289] (§ 23b Abs. 1 MBO-Ä).

2.7.2 Auswirkungen auf die MVZ

Auch wenn die Änderungen der MBO-Ä durch den 107. Deutschen Ärztetages, wie oben bereits erwähnt, in ihrer Konzeption eher eine Art von Chancengleichheit zwischen den klassischen ärztlichen Praxen (insbesondere der in Deutschland trotz aller Rentabilitätsnachteile noch immer sehr verbreiteten Einzelpraxis)[290] und der neuen Versorgungsform der MVZ herstellen sollten, so bleiben diese doch nicht ohne Auswirkung auf die Versorgungszentren.[291] Einige ausgewählte Folgen der Liberalisierung sollen im Folgenden näher analysiert werden.

Bisher stellte sich die Umwandlung einer Gemeinschaftspraxis in ein MVZ aufgrund der alten Regelungen des MBO-Ä als unnötig kompliziert dar. Selbst wenn existierende Strukturen eine problemarme Überführung in ein MVZ ermöglicht hätten, kollidierte ein solches Vorhaben mit dem Verbot der Zugehörigkeit zu

---

[289] § 23b Abs. 1 MBO-Ä in der vom 107. Deutschen Ärztetag 2004 beschlossenen Fassung.

[290] Vgl. Lieschke, L. (2004), S. 9.

[291] Vgl. Klinkhammer, G. (2004), S. 1551 – 1552.

mehr als einer Berufsausübungsgemeinschaft in § 18 Abs. 3 Satz 1 MBO-Ä (alte Fassung) bzw. den Äquivalenten auf Landesebene.[292] Da sowohl die Gemeinschaftspraxis als auch das MVZ eine Berufsausübungsgemeinschaft darstellt, musste folglich zuerst die alte Gemeinschaftspraxis aufgelöst werden, bevor das MVZ mit im Extremfall identischen Strukturen gegründet werden konnte. Diese bürokratische Hürde soll durch die Möglichkeit der Zugehörigkeit zu mehreren Berufsausübungsgemeinschaften (so genannte „Sternsozietät"[293]) in Zukunft wegfallen. So kann, sobald die MBO-Ä in den Ländern umgesetzt ist und die entsprechenden Gesetzestexte angeglichen wurde (siehe hierzu auch die Ausführungen unter Punkt 2.7.3.) also zukünftig eine existierende Gemeinschaftspraxis nahtlos in ein MVZ überführt werden.

Auch die Liberalisierung der ärztlichen Tätigkeit (z.B. die Tätigkeit an bis zu zwei Orten neben dem eigenen Praxissitz und die Erweiterung der zulässigen Rechtsformen für die ärztliche Leistungserbringung) kann für die MVZ von Vorteil sein, wenn die neuen Möglichkeit im Rahmen der Gestaltungsmöglichkeiten eines MVZ geschickt genutzt werden. Denn auch wenn die zum gegenwärtigen Zeitpunkt bereits eingeführten Versorgungszentren – wohl auch wegen der rechtlichen Unsicherheiten – sich vorwiegend auf die rechtlich abgesicherten und vergleichsweise konservativen Möglichkeiten beschränken, bleibt für die Zukunft viel Raum für Gedankenspiele und mögliche Szenarien. So könnten externe Ärzte aufgrund der Liberalisierung des § 17 Abs. 2 Satz 1 MBO-Ä beispielsweise über eine Viertelstelle des MVZ an dieses angeschlossen werden (vergleiche hierzu auch die Ausführungen im Kapitel 2.3.5.2) oder aber parallel in mehreren MVZ angestellt sein.[294] Ob und in welchem Ausmaß diese Möglichkeiten genutzt werden, wird erst die Zukunft zeigen. Grundsätzlich aber gibt die Liberalisierung einem findigen Gründer einen ansehnlichen, modularen Bausatz vom Gestaltungsalternativen an die Hand, um das MVZ (v. a. wenn es frisch gegründet wird und nicht aus einer bestehenden Kooperation hervorgeht) nach seinen Präferenzen zu gestalten.

---

[292]   In Bayern fand sich das Verbot der Zugehörigkeit zu mehr als einer Berufsausübungsgemeinschaft bis zur Novellierung in Kap. D II Nr. 8 Abs. 1 der BO für die Ärzte Bayerns.

[293]   Vgl. Ratzel, R., Lippert, H.-D. (2004).

[294]   Vgl. Altendorfer, R., Merk, W., Jensch, I. (2004), S. 35.

2.7.3 Rechtsverbindlichkeit der novellierten MBO-Ä

Die vom Deutschen Ärztetag 2004 beschlossenen Änderungen der MBO-Ä haben für sich allein genommen noch keine rechtlich bindende Wirkung. Die MBO-Ä selbst ist nämlich, wie in der Bezeichnung bereits angedeutet, lediglich eine Vorlage für eine „möglichst einheitliche Regelung der ärztlichen Berufspflichten und der Grundsätze für die ärztliche Tätigkeit"[295].

Die Rechtswirkung der MBO-Ä entfaltet sich erst, wenn sie durch die jeweiligen Delegiertenversammlungen der Landesärztekammern als Satzung beschlossen und von dem zuständigen Aufsichtsministerium – im Falle von Bayern beispielsweise das bayerische Staatsministerium für Umwelt, Gesundheit und Verbraucherschutz – entsprechend genehmigt wurde.[296] Ohne die durch Art. 20 HKaG geforderte Umsetzung durch den Bayerischen Ärztetag hätte also beispielsweise die erfolgte Novellierung der MBO-Ä keinerlei Auswirkungen für die ärztliche Tätigkeit in Bayern.

Neben dem Beschluss oben genannter Gremien bedarf die Verwirklichung der neuen Regelungen auch diverser Anpassungen anderer rechtlicher Bestimmungen durch den jeweiligen Landesgesetzgeber.[297] So erfordert beispielsweise die Umsetzung des § 23a der neuen MBO-Ä eine Änderung von § 18 Abs. 1 Satz 2 Bayerisches Heilberufe-Kammergesetz und die Änderungen des § 19 MBO-Ä müssen mit den bundesrechtlichen Bestimmungen der GOÄ harmonisiert werden.[298]

Auch im Bereich der vertragsärztlichen Versorgung werden die durch die MBO-Ä neu geschaffenen Kooperationsmöglichkeiten zum größten Teil erst genutzt werden können, wenn die entsprechenden vertragsarztrechtlichen Bestimmungen (v.a. SGB V, ZV-Ä, Bedarfsplanungsrichtlinie und Bundesmantelvertrag) auf Kompa-

---

[295] § 2 der Satzung der Bundesärztekammer.

[296] Vgl. Leserbrief von Dr. Klaus Ottmann, Vizepräsident der BLÄK im Deutschem Ärzteblatt, Juli 2004, S. 2034, und Kassenärztliche Vereinigung Bayerns (2004f), S. 4.

[297] Vgl. Ratzel, R., Lippert, H.-D. (2004).

[298] Vgl. Kassenärztliche Vereinigung Bayerns (2004f), S. 3 – 4.

tibilität mit den Änderungen der MBO-Ä überprüft und gegebenenfalls geändert wurden.[299]

Inzwischen fanden in einigen Bundesländern die zuständigen Ärztetage statt. Hierbei zeichnet sich ab, dass die Änderungen der MBO-Ä auch von den Ländergremien weitestgehend übernommen werden. So haben die Vertreterversammlungen mehreren Bundesländern die Novellierung der MBO-Ä ohne weitere Anpassungen übernommen und auch der 58. Bayerische Ärztetag – in der Vergangenheit nicht selten ein Kandidat für abweichende Sonderregelungen – hat die Änderungen fast vollständig angenommen. Lediglich die Anstellung von fachfremden Ärzten in ärztlichen Praxen, wie sie durch § 19 Abs. 2 MBO-Ä vorgesehen ist, wird in Bayern auch weiterhin nicht möglich sein, da dies in den Augen der bayerischen Ärzte eine schleichende Untergrabung des Prinzips der persönlichen Leistungserbringung darstellen würde.[300]

Doch auch nach dem erfolgten Beschluss durch mehrere Ärztetage der Länder konnte die neue MBO-Ä noch nicht überall uneingeschränkt Wirkung entfalten. So forderte der bayerische Ärztetag den Gesetzgeber auf, diejenigen Paragraphen des Heilberufe-Kammergesetz (HKaG) zu ändern, die zum gegenwärtigen Zeitpunkt noch Ärztegesellschaften in der Form einer GmbH verbieten. Auch können diese Neuerungen laut Bayerischem Ärztetag erst rechtsverbindlich eingeführt werden, wenn das Aufsichtsministerium diese genehmigt hat. Zudem bedürften einige Bestimmungen darüber hinaus einer Anpassung des Sozialgesetzbuch V (SGB V), der Ärzte-Zulassungsverordnung (ZV-Ä)[301] und der Bundesmantelverträge.[302] Da jedoch die zuständige Aufsichtsbehörde in Bayern postwendend die im Herbst 2004 beschlossene Version in verschiedenen Punkten beanstandete, sah sich der 59. Ärztetag im April 2005 gezwungen, eine weitere, entsprechend geänderte Fassung zu verabschieden. In dieser aktuellsten bayerischen Berufsordnung sucht man nun wieder vergeblich nach den Paragraphen bezüglich der Zulässig-

---

[299] Vgl. Leserbrief von Dr. Klaus Ottmann, Vizepräsident der BLÄK im Deutschem Ärzteblatt Juli 2004.

[300] Vgl. Facharzt.de (2004b).

[301] Nach gegenwärtigem Stand des Wissens sollen die Anpassungen der entsprechenden Regelungen der ZV-Ä in der ersten Hälfte des Jahres 2006 erfolgen.

[302] Vgl. Facharzt.de (2004b).

keit von Ärztegesellschaften in der Rechtsform juristischer Personen und es bleibt nach wie vor spannend, wie sich das fast schon komisch anzuschauende Gerangel um diese Gestaltungsoption in der Zukunft entwickeln wird.

Abschließend lässt sich also sagen, dass die Änderungen der MBO-Ä gegenwärtig noch keinen allgemeinen Rechtsnormcharakter und folglich auch nicht überall rechtliche Verbindlichkeit besitzen. Die notwendigen Anpassungen der durch die Novellierung berührten Gesetzestexte werden derzeit in Gang gesetzt, werden aber gewiss erst mit der auf dem Gebiet der Gesetzgebung üblichen zeitlichen Verzögerung abgeschlossen werden können. Folglich scheinen selbst die vorsichtigeren Schätzungen nach dem Deutschen Ärztetag 2004, die ein Inkrafttreten der neuen Regelungen nicht vor dem ersten Halbjahr des Jahres 2005 erwarteten[303] zu optimistisch. Mit einer endgültigen Rechtverbindlichkeit ist nach gegenwärtigem Stand der Dinge voraussichtlich erst im Laufe des Jahres 2006 zu rechnen ... falls es nicht zu weiteren Grabenkämpfen kommt, welche die Umsetzung noch deutlich länger verzögern könnten.

---

[303] Vgl. Altendorfer, R., Merk, W., Jensch, I. (2004), S. 15 – 16.

3 Chancen der Medizinischen Versorgungszentren

3.1 Einleitung

Trotz aller bisher aufgezeigten und im weiteren Verlauf (vor allem in Kapitel 4) noch näher beleuchteten Schwierigkeiten und ungeklärten Sachverhalten rund um die neue Versorgungsform der MVZ soll keinesfalls der Eindruck entstehen, dass es sich bei den Versorgungszentren um einen gänzlich überflüssigen Schildbürgerstreich handelt. Es ist unbestritten, dass sich das deutsche Gesundheitswesen an die veränderten Anforderungen und Rahmenbedingungen anpassen muss, will es auch in Zukunft in der Lage sein, eine umfassende und effiziente Versorgung der Bevölkerung zu gewährleisten. Die neuen Versorgungszentren können hierbei – v. a. nach der Überwindung anfänglicher Schwierigkeiten – als aussichtsreiche Plattform für innovative Gestaltungsoptionen einen wichtigen Beitrag leisten.[304]

Im Folgenden sollen die sich aus den MVZ ergebenden Chancen aus verschiedenen Sichtweisen beleuchtet und analysiert werden. Diese multifokale Betrachtung ist schon allein deswegen notwendig, da nicht selten der Vorteil für die eine Seite von einem anderen Mitspieler auf dem Gesundheitsmarkt als Nachteil empfunden wird und umgekehrt. Den Anfang machen wird hierbei eine globale Betrachtung auf der Ebene des deutschen Gesundheitswesens, bevor im Anschluss daran die Chancen und Möglichkeiten der MVZ für diverse andere Interessengruppen eingehender untersucht werden. Naheliegenderweise handelt es sich ob der in der Praxis vorherrschenden Heterogenität dabei jeweils um eine Auswahl der aussichtsreichsten Potentiale und nicht um eine abschließende Auflistung aller nur denkbaren Vorteile.

3.2 Chancen für das deutsche Gesundheitswesen

3.2.1 Ausgangssituation

Das deutsche Gesundheitswesen befindet sich, wie bereits ganz zu Beginn skizzenhaft dargestellt, gegenwärtig in einer unangenehmen Zwickmühle. Auf der einen Seite bleiben die Einnahmen der gesetzlichen Krankenversicherung konstant oder sinken sogar, auf der anderen Seite führen Faktoren wie die demographische Entwicklung, der medizinische Fortschritt und gestiegene Anspruchshaltungen der Patienten zu beständig wachsenden Ausgabenblöcken.[305]

Die Reformen des GMG müssen zwangsläufig vor dem Hintergrund des zunehmend angespannten „Einnahmen-Ausgaben Verhältnis" betrachtet und beurteilt werden, denn das GMG ist – wie die meisten seiner Vorgänger – weniger eine aus strategischen Überlegungen entstandene Reform als vielmehr der Versuch eines unter Druck geratenen Gesundheitswesens, sich etwas Zeit und Luft zu verschaffen. Das Horrorszenario der Gesundheitsökonomen, dass bei Beibehaltung der heutigen Systemstrukturen eine sich beständig beschleunigende Beitragssteigerung bis zu einem Niveau um die 25 % im Jahr 2030 eintreten wird (bei gleichzeitiger, zunehmender Verteuerung des Faktors Arbeit), soll durch eine Vielzahl von Anpassungen und Umstrukturierungen vermieden werden.[306]

In der Vorbemerkung zum GMG ist dann auch zu lesen:

„Die Reform der gesetzlichen Krankenversicherung umfasst strukturelle Reformen sowie eine Neuordnung der Finanzierung. Die strukturellen Maßnahmen verbessern die Qualität und Wirtschaftlichkeit der Versorgung. Die Transparenz wird erhöht, Eigenverantwortung und Beteiligungsrechte der Patientinnen und Patienten werden gestärkt, die Arbeitsbedingungen für die Beschäftigten und freien Berufe verbessert, effizientere Strukturen geschaffen, die solidarische Wettbewerbsordnung wird weiterentwickelt und Bürokratie angebaut."[307]

Nun kann man sicherlich angesichts des in den vorangegangenen Kapiteln behandelten rechtlichen Wirrwarrs und der vertragsarztrechtlichen Insellösungen[308] den zuletzt genannten Punkt mit einer angemessenen Portion Skepsis betrachten. In jedem Fall ist aber die Grundintention der Reform, die verkrusteten Versorgungs-

---

[304] Vgl. Altendorfer, R., Merk, W., Jensch, I. (2004), S. 65 – 73.
[305] Vgl. Steinbach, H., Sohn, S., Schöffski, O. (2004), S. 7 – 9.
[306] Vgl. Altendorfer, R., Merk, W., Jensch, I. (2004), S. 55.
[307] Vgl. KKF-Verlag (2004), S. 8.
[308] Hierbei insbesondere die Auflagen der Zulassung eines MVZ, siehe Kapitel 2.3.3.

strukturen aufzubrechen und neue, innovative Versorgungsmodelle zuzulassen, mehr als löblich. Dass es bei einer so grundlegenden Änderung wie der (auf Druck der Vertragsärzteschaft sogar noch kurzfristig grundlegend umgeschriebenen) Einführung einer gänzlich neuen Versorgungsform anfangs zu einer gewissen Verwirrung und einigen kreativen Auswüchsen kommt, war im Prinzip zu erwarten. Auch das gegenwärtig zu beobachtende Phänomen der „Spielwiese Gesundheitswesen" kann trotz auf den ersten Blick chaotischer Strukturen und Strömungen durchaus seinen Teil dazu beitragen, die bürokratischen Ecken und Kanten der MVZ etwas abzuschleifen und so zu einer praxistauglichen und zukunftsträchtigen Variante der Versorgungszentren zu kommen.[309]

3.2.2 Direkte Impulse für das deutsche Gesundheitswesen

Die ambulante vertragsärztliche Versorgung in Deutschland ist noch immer von einem sehr traditionell geprägten Bild des Arztes als Freiberuflers in eigener Praxis dominiert. So praktizieren ungeachtet der weitgehend anerkannten Vorteile von Kooperationsmodellen[310] wie den Gemeinschaftspraxen nach Schätzungen der Kassenärztlichen Bundesvereinigung auch heute noch etwa 83 % aller in Deutschland zugelassenen Ärzte in der Form einer Einzelpraxis.[311]

Dieses gewachsene Selbstverständnis der Ärzteschaft als freiberuflich tätigen Alleskönners, der in seiner Praxis seine Patienten weitestgehend von A bis Z umsorgt oder sie gegebenenfalls zielgenau an einen entsprechend spezialisierten Kollegen verweist, entspricht heute oftmals nicht mehr den Anforderungen der Zeit. Durch die beständige Erweiterung des medizinischen Wissens und zunehmend fortschrittlichen aber gleichzeitig auch immer komplexeren Behandlungsmethoden muss es zwangsläufig zu einer gewissen Spezialisierung oder zumindest zu einer engen Kooperation mit entsprechend qualifizierten Kollegen kommen. Das erforderliche Handwerkszeug dazu liefert die moderne Telekommunikation, durch die auch große Datenmengen verschlüsselt in elektronischer Form und ohne lang-

---

[309] Vgl. Merten, M. (2004), S. 2089.

[310] Zu nennen wären hier beispielsweise die erweiterten Möglichkeiten der Personaleinsatzplanung, die gemeinsame Großgerätenutzung aber auch strategische Überlegung wie eine gemeinschaftliche QM Zertifizierung und abgestimmte Teilnahme an den gesetzlich geforderten Fortbildungsmaßnahmen.

wierigen Papierkram von A nach B gelangen können. In der Praxis werden solche Möglichkeiten aber oft kaum oder gar nicht genutzt, es fehlt nicht selten am Willen oder Bereitschaft der Ärzteschaft, sich wirklich auf diese Neuerungen einzulassen, zu bequem sind die erprobten, über die Jahre etablierten Routinen.[312] Auch auf dem Gebiet der Krankenhäuser sind nicht selten ähnlich schwerfällige, kleinteilige Strukturen ohne weitergehende Einbettung des Versorgungsauftrages in praxistaugliche vernetzte Versorgungsstrukturen anzutreffen, die viele aussichtsreiche Kooperationsvorteile ungenutzt lassen.[313]

An dieser Stelle setzen die strukturellen Veränderungen des GMG an, insbesondere die novellierte Integrierte Versorgung nach § 140 SGB V und die Medizinischen Versorgungszentren des § 95 SGB V. Durch die Forderung einer interdisziplinär-fachübergreifenden oder sektorenübergreifenden Versorgung bei der I.V. bzw. einer fachübergreifenden Kompetenz bei den MVZ soll zumindest der Grundstein von auf verbesserte Kooperation ausgelegten Versorgungsstrukturen gelegt werden. Der Fokus soll sich weg von einer atomisierten Betrachtung der einzelnen Krankheitssymptome und hin zu umfangreichen Behandlungspfaden für bestimmte miteinander verbundene Krankheitsbilder entwickeln, weitestgehend ungehindert durch die bisher sehr strikte Trennung des ambulanten und des stationären Sektors einerseits und Fachgebietsgrenzen andererseits.

Die MVZ bieten dem deutschen Gesundheitswesen auf der Ebene der Leistungserbringer nun einen geeigneten, explizit auf diese Zielsetzung ausgerichteten Organisationsrahmen. Dieser ist zum gegenwärtigen Zeitpunkt gewiss noch nicht vollständig ausgereift und wird in der Zukunft vermutlich aufgrund der Erfahrungen in der Praxis wiederholt angepasst und trennschärfer umrissen werden, aber er stellt dennoch einen geeigneten, ersten Ausgangspunkt dar.

Als interessante Option und nützliche Neuerung könnte sich die Versorgungsform der MVZ v.a. auch in ländlichen Gebieten mit unterdurchschnittlichem Versorgungsgrad (z.B. Sachsen-Anhalt) erweisen. Vor allen in solchen Bezirken, die ei-

---

[311] Vgl. Lieschke, L. (2004), S. 9.

[312] Vgl. Kassenärztliche Bundesvereinigung, S. 320 – 327.

[313] Vgl. Rebscher, H. (2004), S. 113.

nen konstanten Ärzteschwund[314] zu verzeichnen haben und in denen verstärkt Praxissitze aus Mangel an investitionswilligen Nachfolgern nicht wieder besetzt werden können, stellen die MVZ wenn auch keine Patentlösung, so doch zumindest eine alternative Versorgungsstruktur dar, mittels deren Versorgungsengpässe geschlossen oder zumindest abgemildert werden können.[315] Mit ihren erweiterten Möglichkeiten (z.B. flexible Arbeitszeitgestaltung, kein hohes Investitionsrisiko durch Praxisgründung bzw. -übernahme für den einzelnen angestellten Arzt) stellen die MVZ eine attraktive Alternative dar, die sich kooperativ in ein bestehendes (und durch die ehemaligen Polikliniken bereits an ähnliche Strukturen gewöhntes) Versorgungssystem einzugliedern vermag.

3.2.3 Indirekte Impulse für das deutsche Gesundheitswesen

Auch indirekt wirkt sich die neue Versorgungsform – zumindest aus einer gesundheitsökonomischen Perspektive – positiv auf das deutsche Gesundheitswesen aus, denn es erzeugt einen gewissen Druck auf die existierenden, oft als festgefahren und ineffizient empfundenen Versorgungsstrukturen in Deutschland. So stellte eine Gruppe von Fachleuten erst kürzlich über den Zustand in Deutschland fest:

„Im Deutschen Gesundheitswesen haben sich – wie in einem großen Unternehmen mit vielen Geschäftsfeldern – Teilsysteme mit eigenen Interessen und Zielvorstellungen vollkommen losgelöst voneinander entwickelt. Eine wirksame zielorientierte Koordination dieser Bereiche durch Staat, Verbände, Körperschaften oder gar marktlichen Wettbewerb existierte niemals wirklich, allenfalls rudimentäre Ansätze waren erkennbar."[316]

Durch die Einführung der MVZ, die vor allem von Seiten der Ärzteschaft als existenzielle Bedrohung des klassischen Berufsbildes des niedergelassenen Arztes angesehen werden (siehe hierzu auch Kapitel 4.2), ist Bewegung in die ambulante Versorgungslandschaft gekommen. Egal ob sie die Reformen des GMG begrüßen,

---

[314] So nahm nach einer Aufstellung der Landesärztekammer in Sachsen-Anhalt die Zahl der selbständigen Ärzte von 3.441 im Jahr 2000 auf nur noch 3.336 im Jahr 2003 ab. Gleichzeitig verschob sich der Altersdurchschnitt deutlich nach oben, was eine weitere Verschärfung der Situation in der Zukunft erwarten lässt.

[315] Vgl. Küpper, J. (2004b).

[316] Altendorfer, R., Merk, W., Jensch, I. (2004), S. 61.

ablehnen oder so gut es geht ignorieren, die Akteure des deutschen Gesundheitswesens und allen voran die Ärzteschaft wurden durch die veränderte Ausgangssituation zum Handeln gezwungen.[317]

So hat die Bundesärztekammer in Berlin den MVZ bereits ein gänzlich neues,
ausschließlich von der Ärzteschaft getragenes Versorgungsmodell entgegengesetzt.[318] Auch die Änderung der Musterberufsordnung durch den Deutschen Ärztetag 2004 enthält diverse Änderungen und Liberalisierungen, die es dem niedergelassenen Arzt ermöglichen sollen, auf einer Augenhöhe und mit zumindest annähernd gleichlangen Spießen mit den neuen Versorgungszentren zu konkurrieren.[319] Selbst die nicht immer für ihre strategische Weitsicht bekannten Landesärztekammern scheinen die Notwendigkeit zum Handeln erkannt zu haben und
drängen darauf, bisher als selbstverständlich hingenommene Beschränkungen
(z.B. das in einigen Bundesländern existierende Verbot der Praxisführung in der
Rechtsform einer GmbH) aufzuweichen oder ganz zu entfernen.

Die Auswirkungen dieser nicht ausschließlich, aber zumindest teilweise durch die
Einführung der MVZ herbeigeführten, veränderten Geisteshaltung werden erst
nach und nach exakt messbar und empirisch überprüfbar werden. Aber bereits
jetzt scheint festzustehen, dass der Sektor der ambulanten vertragsärztlichen Versorgung zumindest zeitweilig aus seinem Dornröschenschlaf aufgeschreckt wurde. Ob der Wille zur Veränderung allerdings auch weiterhin Bestand haben wird,
oder ob er mit einem eventuellen Abflachen des allgemeinen Interesses an den
MVZ wieder einschlafen wird, bleibt abzuwarten.

3.3 Chancen für die Ärzteschaft

3.3.1 Ausgangssituation

Es ist eine – wenn auch von der Ärzteschaft selbst nur sehr ungern eingestandene
– Tatsache, dass ein Großteil der Ärzte zwar medizinisch-fachlich hochqualifiziert

---

[317] Vgl. Jachertz, N. (2004), S. 1.

[318] Vgl. Clade, H. (2004), S. 2086.

[319] Vgl. Dierks, C. (2004c).

ist, aber auf dem Gebiet der strategisch-betriebswirtschaftlich Praxisführung gewisse Defizite aufweist.[320] Dies ist angesichts der Entwicklung in den letzten zwei oder drei Jahrzehnten wenig verwunderlich, stellte doch noch vor nicht allzu langer Zeit allein der Besitz einer Kassenarztzulassung eine de facto Garantie eines vergleichsweise hohen, gesicherten Einkommens dar.[321] Die Zeiten haben sich geändert, der Gegenwind ist stärker geworden. Dies bemerken und bemängeln zahlreiche Ärzte täglich aufs Neue, aber nur wenige sind im gleichen Atemzug auch bereit, ihr eigenes Berufsbild bzw. ihre eigene Praxisführung an die veränderte Situation anzupassen.

Die Ausführungen in diesem Kapitel können und wollen keine missionarische Überzeugungsarbeit gegenüber den kritischen rationalen und irrationalen Ängsten und Befürchtungen in Teilen der Ärzteschaft leisten. Die hier aufgeführten Chancen und Gestaltungsoptionen sollen vielmehr einen Überblick geben über die mit den MVZ einhergehenden, erweiterten Möglichkeiten und dadurch die Liste der bereits von den Ärzten wahrgenommenen Potentiale dieser Versorgungsform (vgl. Abbildung 13) erweitern. Ob diese Vorteile für den einzelnen Arzt die Nachteile aufwiegen oder gar überkompensieren, muss dieser für sich im Einzelfall entscheiden. Aber allein die Kenntnis des gestalterischen Freiraums und das Wissen, dass andere sich diesen früher oder später zu Nutze machen werden, dürfte so manchen Arzt ins grübeln bringen oder ihn gar zu einer gedanklichen Neubewertung der Versorgungsform MVZ veranlassen.

Nachfolgend sollen zuerst die sich bietenden Vorteile für die Gruppe der angestellten Ärzte aufgezeigt waren, da diese (wie bereits mehrfach ausgeführt) ursprünglich als einzige ärztliche Leistungserbringer im MVZ vorgesehen waren.[322] Danach sollen die Möglichkeiten für die in MVZ tätigen Vertragsärzte untersucht und dargestellt werden um zu verdeutlichen, dass die Tätigkeit in einem MVZ bzw. die Beteiligung an einem solchen auch ohne Aufgabe von Freiberuflichkeit und angestellter Beschäftigung vorteilhaft sein kann.

---

[320] Vgl. Westebbe, P. (1999), S. 17 – 24.
[321] Vgl. Börkircher, H. (2004), S. 4 – 10.
[322] Vgl. Behnsen, E. (2004b), S. 698 – 700.

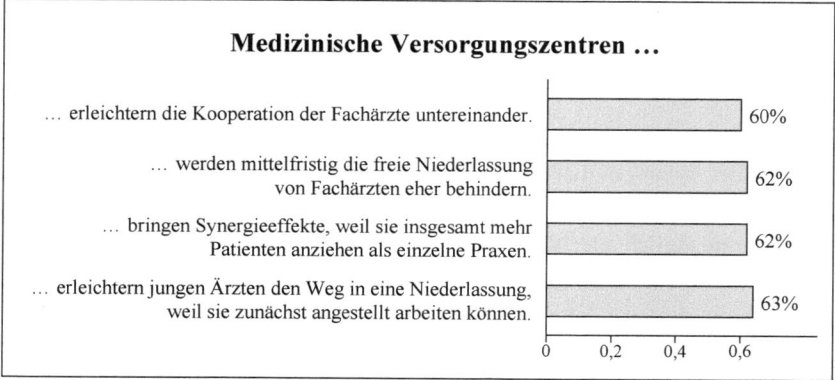

Abbildung 13: Einschätzung des Nutzens Medizinischer Versorgungszentren durch die Ärzteschaft[323]

3.3.2 Chancen für den angestellten Arzt

Während vor allem von älteren Vertragsärzten die freiberufliche Tätigkeit in eigener Praxis fast schon als einzig wahre Form der ärztlichen Tätigkeit angesehen wird, ist unter den jüngeren Ärzten ein gewisser Sinneswandel zu beobachten. Die früher mit dem Besitz einer Kassenarztzulassung einhergehende finanzielle Planungssicherheit ist in der heutigen Zeit stark erodiert, das Gesundheitswesen steuert von einer Finanzierungskrise in die nächste, die Situation in zehn oder fünfzehn Jahren ist bestenfalls zu erahnen. Angesichts einer solchen Ausgangslage scheuen nicht wenige junge Mediziner den großen Schritt, sich zum Erwerb einer Zulassung und für die Gründung oder Übernahme einer eigenen Praxis bei kaum kalkulierbarem wirtschaftlichem Risiko hoch zu verschulden.[324] Die wachsende Bereitschaft junger Ärzte, auf eine eigene Praxis zu verzichten und ohne diesen stark risikobeladenen Schritt im Rahmen eines Angestelltenverhältnisses (bei u.U. etwas geringerem, aber dafür kalkulierbarem Einkommen) ärztlich tätig zu sein, erscheint in diesem Licht wenig verwunderlich.

---

[323] Vgl. Forsa (2004), S. 17.
[324] Vgl. Laschet, H. (2004).

Auch die Möglichkeit, die mit der „Ökonomisierung der Medizin"[325] zunehmend einhergehenden wirtschaftlichen Aspekte der Praxisführung gänzlich der Leitung des MVZ zu überlassen und sich selbst völlig auf die medizinischen Aspekte konzentrieren zu können, erscheint zahlreichen Ärzten als grundsätzlich erstrebenswert.[326] Die oft zitierte – und im Allgemeinen unisono verachtete – ausufernde Bürokratie und die steigende Notwendigkeit zur Einbeziehung von ökonomischen Überlegungen in Entscheidungen des Praxisalltags lenkt nach Ansicht vieler Mediziner immer mehr von der eigentlichen, ärztlichen Tätigkeit ab. Die Möglichkeit, diesen gesamten ungeliebten Komplex innerhalb des MVZ abzugeben und sich wieder verstärkt auf den Patienten zu fokussieren wird kaum als alleiniger Auslöser für einen Wechsel in ein MVZ ausreichen, aber als positiver und nicht zu vernachlässigender Nebeneffekt kann er durchaus in die Bewertung mit einbezogen werden.

Ein weiterer, nicht zu unterschätzender Vorteil für angestellte Ärzte ist die erweiterte Möglichkeit zur Vereinbarung flexibler Arbeitszeiten. So sind grundsätzlich frei vereinbare wöchentliche Arbeitszeiten möglich, die sich wiederum in insgesamt vier Kategorien (viertel, halbe, dreiviertel und volle Stellen) in Bezug auf die Anrechnung auf den Versorgungsgrad unterteilen lassen (vergleiche hierzu Kapitel 2.3.2). Vor allem für weibliche Ärzte mit Kinderwunsch oder aber ältere Mediziner, die ihren Tätigkeitsumfang sukzessive reduzieren wollen, stellt diese Gestaltungsoption unter Umständen eine „goldene Brücke" zwischen an und für sich widerstrebenden Interessen dar, die im Rahmen einer eigenen Praxis gar nicht oder nur schwer vereinbar gewesen wären.[327]

Eine weitere Besonderheit bezüglich der angestellten Ärzte eines MVZ ist die Tatsache, dass die für Vertragsärzte verbindlich vorgeschriebene „untere Altersgrenze"[328] von 55 Jahren des § 25 der ZV-Ä für im MVZ tätige angestellte Ärzte nicht gilt.[329] Es ist also durchaus möglich, dass (Krankenhaus-) Ärzte, die auf-

---

[325] Börkircher, H. (2004), S. 4.

[326] Vgl. Zielinski, H.-J. (2004), S. 2 – 3.

[327] Vgl. Hörath, A. (2004).

[328] Die „untere Altersgrenze" besagt, dass die erstmalige Zulassung zur vertragsärztlichen Versorgung vor der Vollendung des 55. Lebensjahres erfolgen muss.

[329] Vgl. Altendorfer, R., Merk, W., Jensch, I. (2004), S. 51.

grund ihres Alters keine Aussicht auf eine eigene Zulassung mehr haben, sich in einem MVZ als angestellte Ärzte beschäftigen lassen. Die „obere Altersgrenze", nach der mit Vollendung des 68. Lebensjahres die Berechtigung zur vertragsärztlichen Behandlung gesetzlich Krankenversicherter automatisch endet, gilt aber auch im MVZ für Vertragsärzte und angestellte Ärzte gleichermaßen.[330]

Speziell für bereits zugelassene Vertragsärzte hält die Regelung für das MVZ einen besonderen Anreiz bereit. So regelt § 103 Satz 4 SGB V, dass ein Vertragsarzt, der seine Zulassung in ein MVZ einbringt und sich in diesem anstellen lässt, nach mindestens fünfjähriger Tätigkeit als angestellter Arzt das MVZ wieder verlassen kann.[331] Wenn er sich zu diesem Schritt entscheidet, erhält er bedarfsunabhängig – also auch bei existierenden Zulassungsbeschränkungen für sein Fachgebiet – erneut eine Zulassung in dem Planungsbezirk, während das MVZ die freigewordene Stelle in jedem Fall wieder besetzen kann. Es kommt also in einem solchen Fall zu einer vom Gesetzgeber bewusst vorgesehenen und tolerierten Zulassungsvermehrung, die gänzlich unabhängig von eventuell existierenden Zulassungsbeschränkungen Gültigkeit besitzt.

Durch die Regelung der garantierten Zulassung nach fünfjähriger Tätigkeit im MVZ (zum Vergleich: ein belegärztlich tätiger Mediziner erhält erst nach zehn Jahren eine eigene Zulassung, er muss also doppelt so lange tätig sein)[332] soll die Attraktivität der Versorgungszentren für zugelassene Vertragsärzte erhöht und somit mittelbar die Gründung und Erweiterung von MVZ gefördert werden.[333] Ergänzend hierzu stellt die festgeschriebene Nachbesetzung der freigewordenen Stelle sicher, dass die MVZ nach dem Ablauf der fünf Jahre nicht reihenweise ausbluten, sondern auch nach der Anlaufphase weiterhin existieren können.

Um einem Missbrauch vorzubeugen, gilt diese Sonderregelung jedoch ausschließlich für die „Gründergeneration" der Versorgungszentren bzw. pro in das MVZ eingebrachter Zulassung nur ein einziges Mal. Ein Arzt, der auf einer Stelle eines MVZ im Rahmen der Nachbesetzung angestellt wird, hat nach Ablauf der fünf

---

330 Vgl. § 95 Absatz 7 Satz 3 SGB V und Altendorfer, R., Merk, W., Jensch, I. (2004), S. 51.
331 Vgl. Behnsen, E. (2004b), S. 700.
332 Vgl. Moritz, H.-D. (2004a), S. 11.
333 Vgl. KKH (2004), S. 166 – 167.

Jahre kein privilegiertes Recht auf eine eigene Zulassung mehr.[334] Auch dem nahe liegenden, findigen Plan der Zulassungsvermehrung durch eine Anstellung von z.B. zwei Ärzten auf jeweils halben Stellen wurde durch eine Konkretisierung ein effektiver Riegel vorgeschoben. So regelt die geänderte Bedarfsplanungsrichtlinie für Ärzte, dass der Arzt während dieser fünf Jahre stets mindestens im Rahmen einer dreiviertel Stelle (21-30 Stunden / Woche) tätig gewesen sein muss, um in den Genuss der Sonderregelung gelangen zu können.[335]

Somit stellt diese Regelung – im Rahmen der oben genannten Einschränkungen – gewiss den dominantesten Anreizfaktor für bereits zugelassene Vertragsärzte dar, ihre Zulassung auf das MVZ zu übertragen und sich in diesem anstellen zu lassen. Bei entsprechender Vertragsgestaltung ist diese Sonderregelung eine Art Rück-versicherung für die Vertragsärzte, ein Fallschirm, durch dessen Existenz die Ängste und Befürchtungen bezüglich der MVZ wenn auch nicht gänzlich zer-streut so doch zumindest abgemildert werden sollen.[336]

Zusammenfassend lässt sich feststellen, dass die neue Versorgungsform des MVZ den angestellten Ärzten durchaus einiges an potentiellen Vorteilen zu bieten hat. Die Attraktivität dieser Sonderregelungen und Gestaltungsoptionen lässt sich hierbei aber nur schwer generalisiert beurteilen, weil die Vorteilhaftigkeit in den meisten Fällen stark von der konkreten Situation des einzelnen Arztes abhängig ist. Es ist aber anzunehmen, dass eine ausreichende Anzahl von Ärzten angesichts dieser Sachlage eine Beschäftigung in einem MVZ für sich persönlich in Betracht ziehen wird. Eine endgültige Bewertung der Wirkung dieser Regelungen in der Praxis wird aber erst retrospektiv im Laufe der nächsten Monate und Jahre statt-finden können.

---

[334] Vgl. § 103 Satz 4, 2. Halbsatz SGB V.

[335] Gemeinsamer Bundesausschuss (Hrsg.) (2004), S. 4.

[336] Für den als Angestellter ins MVZ eintretenden Vertragsarzt wären beispielsweise Regelungen bezüglich einer Veränderung der vertraglichen Wochenarbeitszeit, aber auch Vereinbarungen über den Kündigungsschutz innerhalb der ersten fünf Jahre sowie eventuell das Fehlen von Konkurren-tenschutzklauseln vorteilhaft.

3.3.3 Chancen für den Vertragsarzt

3.3.3.1 Allgemeine Kooperationsvorteile

Die Versorgungsform des MVZ in der gegenwärtig vorgesehenen Konstellation (also unter Einbeziehung der Vertragsärzteschaft) muss zwangsläufig auch für die Gruppe der Vertragsärzte eine gewisse Attraktivität besitzen, soll die Beteiligung dieser Gruppe nicht zu einem hypothetischen Papiertiger verkommen.

Allerdings muss hierbei im Rahmen einer objektiven Betrachtung klar zwischen zwei Arten von Vorteilen unterschieden werden. So existieren einerseits Vorteile, die sich unmittelbar aus der Kooperation zwischen mehreren Leistungserbringern ergeben und die beispielsweise auch in anderen Kooperationsformen wie der Gemeinschaftspraxis oder der Praxisgemeinschaft in identischer oder ähnlicher Form realisiert werden können. Auf der anderen Seite gibt es natürlich auch spezielle Vorteile, die sich aus den Eigenarten und Sondervorschriften der MVZ ergeben. Im Folgenden sollen zuerst einmal kurz und überblicksartig die allgemeinen Kooperationsvorteile aufgezeigt werden, bevor im nachfolgenden Kapitel die MVZ-spezifischen Möglichkeiten näher dargestellt werden.

Grundsätzlich bietet eine solide und funktionierende Kooperation zwischen zwei oder mehreren Ärzten eine weit erfolgsversprechende Ausgangsbasis als die klassische Einzelpraxis. Ungeachtet dieser Einsicht, die seit Mitte der 90er Jahre zu einer zunehmenden Anzahl von Kooperationen geführt hat, stellt aber aufgrund der langsamen Veränderungen im Gesundheitswesen die Einzelpraxis auch heute noch die bei weitem dominierende Praxisform dar.[337] Dabei können bei kooperativen Modellen beispielsweise Investitionen in moderne, hochspezialisierte (aber auch extrem kostspielige Großgeräte) auf mehrere Schultern aufgeteilt werden. Eine gemeinsame, abgestimmte Nutzung ermöglicht eine höhere Auslastung und damit ceteris paribus eine kürzere Amortisationsdauer.[338] Das Praxispersonal kann zentral eingestellt und bedarfsgerecht eingesetzt werden, statt mehrerer einzelner QM Zertifizierungen reicht u.U. eine einzige für die gemeinsame Praxis.[339] Durch

---

[337] Vgl. Richter-Reichhelm, M. (2004), und Kassenärztliche Vereinigung Bayerns (2004), S. 4.

[338] Vgl. Altendorfer, R. (2004).

[339] Vgl. BAZ Beratung & Management AG (2004).

die Spezialisierung auf eine bestimmte Indikation kann in enger Abstimmung mit kooperierenden Kollegen durch Erfahrungsaustausch und Lernkurveneffekte[340] ein überdurchschnittliches und auch aktiv nach außen kommunizierbares Fachwissen generiert werden, welches im Rahmen einer weitgehend abgeschotteten Einzelpraxis in dieser Form kaum realisierbar ist.[341]

Nun sind diese hier aufgeführten, beispielhaften Kooperationsvorteile alles andere als neu, in der Praxis werden sie jedoch häufig aus Gründen der Gewöhnung und eines über die Jahre gewachsenen Selbstverständnisses des vertragsärztlich tätigen Mediziners in eigener Praxis ausgeblendet und weitestgehend ignoriert.[342] Dass die Einführung der MVZ daran grundlegend etwas ändert erscheint zweifelhaft. Aber da die Struktur der MVZ eine gewisse Kooperation zwingend erfordert, könnten interessierte und aufgeschlossene Ärzte vergleichsweise einfach die Chance nutzen, um aus dem Status quo auszubrechen und im Rahmen eines MVZ einige der genannten Vorteile nach und nach aufzubauen.[343]

3.3.3.2 Spezifische Vorteile der MVZ

Parallel zu den weiter oben aufgeführten, grundsätzlichen Vorteilen von Kooperationen bringen die Sonderregelungen rund um die MVZ aber auch spezifische Vorteile für den Vertragsarzt mit sich, die (nach gegenwärtigem Stand) ausschließlich in Verbindung mit den Versorgungszentren realisiert werden können.

Die Medizinischen Versorgungszentren sind nach dem Willen des Gesetzgebers die Prototypen für fachübergreifende Kooperationen der Zukunft.[344] Folgerichtig bieten die MVZ aufgrund ihrer von Beginn an fachübergreifend konzipierten Struktur bei einer durchdachten und praxistauglichen Fachgebietskooperation eine

---

[340] Die Theorie der Lernkurveneffekte besagt, dass durch gewonnene Erfahrungen sowohl verstärkte Innovationen als auch Kostenreduktionspotentiale durch effizientere Erbringung der Leistung realisiert werden können. Eine Organisationseinheit mit überlegener Nutzung der Lernkurveneffekte ist demnach in der Lage, sich durch das solchermaßen generierte Spezialwissen von seinen Mitbewerbern abzugrenzen. Vgl. Holtbrügge, D., Welge, M. (2001), S. 136 – 137.

[341] Gegenwärtig wird von einer Halbwertszeit des medizinischen Wissens von etwa fünf Jahren ausgegangen, was es selbst für engagierte Mediziner schwierig macht mit der medizinischen Entwicklung Schritt zu halten. Vergleiche hierzu auch Richter-Reichhelm, M. (2003), S. 3.

[342] Vgl. Forsa (2004).

[343] Vgl. Schade, H.J. (2004).

im Vergleich zu losen Kooperationen zwischen Einzelpraxen sehr viel erfolgsver-
sprechendere Ausgangsbasis für Verträge im Rahmen der Integrierten Versorgung.[345] Diese wird durch die erweiterten Möglichkeiten zur Kooperation mit
nichtärztlichen Leistungserbringern (z.b. Apotheken, Heilmittelerbringern oder
auch Krankengymnasten) noch weiter gestärkt und ausgebaut. Doch auch ohne
die Beteiligung an einem Vertrag über die Integrierte Versorgung kann das Image
der MVZ, die gemeinhin als „innovativ" und „fortschrittlich" gelten, geschickt
genutzt werden. Durch die den MVZ zugebilligten, erweiterten Möglichkeiten der
Institutswerbung ist es möglich, die fachübergreifende Kompetenz und die (tat-
sächliche oder imaginäre) verbesserte, umfassende Versorgung aktiv nach außen
zu kommunizieren.[346] Die Bezeichnung „Versorgungszentrum" suggeriert eine
höhere Qualität der medizinischen Betreuung, die zusammen mit anderen Möglichkeiten des MVZ (z.b. verlängerte Praxisöffnungszeiten, kurzfristige Terminvergabe durch breitere Personalbasis, etc.) genutzt werden können, um sich durch
entsprechendes Marketing vorteilhaft von den klassischen Einzelpraxen abzuhe-
ben.[347]

Ein weiteres Argument für die Gründung eines MVZ kann aus der Perspektive
eines unternehmerisch denkenden Arztes die Möglichkeit zur vereinfachten Anstellung von fachgleichen aber v. a. auch fachfremden Ärzten im MVZ darstellen.[348] Zwar hat der 107. Deutsche Ärztetag durch eine Änderung der MBO-Ä
grundsätzlich auch Vertragsärzten erlaubt, unter spezifischen Bedingungen fach-
fremde Fachärzte anzustellen.[349] Diese Regelung wurde aber von den Landesärztekammern heftig kritisiert und nicht überall in Landesrecht umgesetzt.[350] Somit
bleibt in manchen Bundesländern die Anstellung von fachfremden Ärzten einzig

---

[344]   Vgl. Steinbrück, R. (2004).

[345]   Vergleiche hierzu auch das Kapitel 5.2.

[346]   Vgl. Altendorfer, R. (2004).

[347]   Vgl. Künnemann, U. (2004), S. 1153.

[348]   Vgl. Stark, A. (2004b), S. 28.

[349]   Vgl. § 19 Abs. 2 MBO-Ä.

[350]   So hat der Bayerischen Ärztetag die Übernahme der Regelung bezüglich der Anstellung fach-
fremder Ärzte in die Bayerische Berufsordnung abgelehnt; eine solche Beschäftigung ist demnach
gegenwärtig in Bayern nicht möglich.

den MVZ vorbehalten, was in der Praxis auch schon mehrfach realisiert wurde.[351] Ebenfalls positiv für die MVZ wirkt sich die Aussage des § 32b Absatz 1 ZV-Ä aus, der eindeutig festlegt, dass die für Ärzte festgeschriebenen Beschränkungen bei der Anstellung von z.B. Assistenten für die MVZ keine Anwendung findet.[352]

Eng verzahnt mit diesem Sachverhalt ist der wiederholt lautwerdende Vorwurf der „Scheinselbständigkeit" von Ärzten, der sich vor allem gegen größere, von einem einzelnen Arzt oder einer kleinen Gruppe von Ärzten dominierte Gemeinschaftspraxen richtet.[353] Unabhängig von der Frage, inwieweit diese Vorwürfe im Einzelfall tatsächlich gerechtfertigt sind, bietet die Umwandlung einer solchen Praxis in ein von den federführenden Ärzten gegründetes MVZ eine elegante Möglichkeit, solcherlei Vorwürfe zum schweigen zu bringen und derartige Dominanzstrukturen auf ein rechtlich abgesichertes Fundament zu stellen.

Auch auf anderen Gebieten bieten die MVZ eine günstigere Ausgangssituation. So existiert gegenwärtig auch für die in einem MVZ angestellten, nicht in Vollzeit tätigen Ärzte keinerlei Leistungsbegrenzung. Im vergleichbaren Fall des Jobsharings in der Einzelpraxis hingegen muss der durch das Jobsharing verursachte Anstieg des Punktwertes auf maximal drei Prozent der bisher erwirtschafteten Punktmenge begrenzt werden, was in der Regel zu deutlichen Einnahmeverlusten des Arztes führt.[354]

Zuletzt müssen in jedem Fall auch strategische Aspekte berücksichtigt werden. Ein im MVZ tätiger Vertragsarzt kann seine Tätigkeit in diesem theoretisch jederzeit einstellen und das MVZ unter Mitnahme seiner individuellen Zulassung verlassen, so diesem Schritt keine vertraglich vereinbarten Klauseln entgegenstehen.[355] Das Risiko für den Vertragsarzt ist in dieser Konstellation deutlich abge-

---

[351] Vgl. hierzu das Praxisbeispiel in Kapitel 6.1 dieser Arbeit.

[352] Vgl. Behnsen, E. (2004b), S. 698 – 699.

[353] Als Beispiel eines lange währenden Rechtsstreits zu dieser Problematik sei an dieser Stelle auf das so genannte „Schottdorf-Urteil" des Landgerichts Augsburg vom Oktober 2000 verwiesen.

[354] Vgl. § 101 Absatz 1 Satz 4 SGB V i. V. m. den Auslegungen der Bedarfsplanungsrichtlinie für Ärzte und Moritz, H.-D. (2004a), S. 8.

[355] Die Problematik, die das Ausscheiden des Vertragsarztes für das MVZ birgt, wird an dieser Stelle nicht explizit thematisiert. Da ein solcher Rückzug für das MVZ aber u.U. zu existenzbedrohlichen Szenarien führen kann (z.B. durch Wegfall der fachübergreifenden Kompetenz), erscheint eine frühzeitige vertragliche Regelung dieser Option zwingend geboten.

mildert, der Eintritt in ein MVZ sollen nicht als Entscheidung ohne Wiederkehr empfunden werden.[356]

Grundsätzlich könnte für einen Vertragsarzt auch eine rein finanzielle Beteiligung an einem MVZ ohne eigene Tätigkeit in selbigem interessant sein. So könnten finanzstarke Ärzte Kapital in ein solches MVZ investieren und Betreiber eines MVZ sein, ohne die Tätigkeit in der eigenen Praxis zu unterbrechen oder gar zu beenden. Die Möglichkeiten reichen hierbei von der reinen Kapitalanlage bis hin zur Schaffung von komplementären Strukturen passend zu dem bisherigen Leistungsangebot des investierenden Arztes bzw. der investierenden Ärzte. Allerdings muss hierzu bemerkt werden, dass nach gegenwärtigem Stand des Wissens diese rein finanzielle Beteiligung mit dem Ende der ärztlichen Tätigkeit (bzw. dem Verlust des Leistungserbringerstatus) enden muss, um den Bestand des MVZ nicht zu gefährden. Als Altersversorgung eignet sich die Beteiligung an einem MVZ aus diesem Grund nur bedingt. Ob die Kritik von Fachleuten an der Anwendbarkeit dieser stark einschränkenden Deutung der Bestandvoraussetzungen durchsetzen wird und zu einer entsprechenden Änderung führt, bleibt abzuwarten.[357]

Zusammenfassend kann gesagt werden, dass die MVZ auch für Vertragsärzte durchaus interessant sein können. Die einzelnen Vorteile werden nicht zwangsläufig auf dem goldenen Tablett serviert, aber innovationswilligen und zu Veränderungen bereiten Ärzte bieten die MVZ in jedem Fall eine geeignete Plattform, um neue Konzepte und Ideen rund um die ambulante vertragsärztliche Versorgung zu verwirklichen.

3.4 Chancen für den stationären Sektor

3.4.1 Ausgangssituation

Wenn man der Masse der ärztlichen Unkenrufe und den vor allem den von Seiten der KVen wiederholt skizzierten Schreckensszenarien unreflektiert Glauben schenken würde, wären zweifellos die Krankenhäuser mit ihren überlegenen Or-

---

[356] Vgl. Altendorfer, R. (2004).
[357] Vgl. Altendorfer, R., Merk, W., Jensch, I. (2004), S. 73.

ganisations-, Management- und Finanzfähigkeiten uneinholbar die größten Nutz-
nießer der Einführung der MVZ.[358] Von den Kliniken vorgelagerten MVZ, die
wie Brückenköpfe in die ambulante Versorgung hineinragen, ist dort die Rede,
von „Wilderei" der Krankenhäuser im ambulanten Sektor und sogar von der mit-
telfristigen Verdrängung des klassischen Vertragsarztes durch die kapitalkräftige-
ren Krankenhäuser.[359]

Die Realität sieht jedoch weit weniger dramatisch aus. Bis zum gegenwärtigen
Zeitpunkt ist das Interesse der Krankenhäuser an den Medizinischen Versorgungszentren weit weniger stark ausgeprägt, als noch vor bzw. kurz nach der Einführung gemutmaßt wurde. Zwar existieren in vielen Krankenhäusern oder Krankenhausketten Überlegungen und strategische Analysen bezüglich der Angliederung eines MVZ, die Umsetzung in die Praxis ist aber bisher nur in wenigen Einzelfällen und meist im kleinen Maßstab erfolgt.[360]

So hatte zwar die private Krankenhauskette des Rhön-Klinikums ursprünglich geplant, bereits zum dritten Quartal 2004 das erste Rhön-MVZ in Betrieb zu nehmen.[361] Spätestens bis Ende des Jahrzehnts, so die ehrgeizige Planung, soll jedem
Krankenhaus des Konzerns ein MVZ angegliedert werden, welche genau wie die
Kliniken unmittelbar der Leitung des Klinik-Betreibers unterstellt sind.[362] Mittlerweile sind die Pläne dahingehend revidiert worden, dass es zu einer langsameren, inkrementellen Einführung der MVZ kommen soll, während die aktuell noch
zahlreich bestehenden rechtlichen und organisatorischen Detailfragen bestmöglich
geklärt werden.

Die nachfolgenden Ausführungen sollen das Potential der Versorgungszentren für
Einrichtungen des stationären Sektors eingehender beleuchten und zugleich an
geeigneter Stelle aufzeigen, welche Schwierigkeiten und ungeklärte rechtliche
Aspekte zu der gegenwärtigen Zurückhaltung der Krankenhäuser beigetragen haben.

---

[358]   Vgl. Ballast, T. (2004a), S. 138.
[359]   Vgl. Hoppenthaller, W. (2004), S. 327.
[360]   Vgl. Kuhlmann, J.-M. (2004), S. 13 – 15.
[361]   Das erste MVZ des Rhön Klinikums sollte in Bad Neustadt an der Saale gegründet werden.
[362]   Vgl. Lehnen, A. (2004).

3.4.2 Theorie: „Das vorgelagerte MVZ"

Auf den ersten Blick nahe liegend und mit Sicherheit verlockend erscheint die Möglichkeit, dass Krankenhäuser sich eigene, auf ihre speziellen Bedürfnisse zu-geschnittene MVZ vorlagern, werden somit doch gleich mehrere Fliegen mit einer und derselben Klappe geschlagen. Einerseits sichert sich das Krankenhaus durch ein „loyales", idealerweise auch noch räumlich nahegelegenes MVZ zuverlässige und nach einer gewissen Einarbeitungszeit mit den Strukturen und Erfordernissen des Krankenhauses vertraute Einweiser.[363] Gleichzeitig, so eine häufig genannte Befürchtung, könnte das Krankenhaus versuchen, wenig lukrative Indikationen in den ambulanten Sektor zu verlagern und umgekehrt finanziell vorteilhafte Eingriffe aus dem ambulanten in den stationären Sektor zu ziehen.[364]

Tatsächlich peilt ein Großteil der an MVZ interessierten Einrichtungen des statio-nären Sektors schwerpunktmäßig die Gründung solcher, dem Krankenhaus vorge-lagerter, Versorgungszentren an. Diese eng mit dem stationären Sektor kooperie-rende Versorgungszentren entsprächen, so die Argumentation, in ihrer Grundin-tention der im GMG verankerten Idee der Weiterentwicklung bestehender Ver-sorgungsstrukturen und einer Verringerung der Schnittstellenproblematik.[365]

Nüchtern und vorurteilsfrei betrachtet bergen solche auf die Strukturen und Spe-zialisierungen des Krankenhauses abgestimmte Versorgungszentren beachtliches strategisches Potential sowohl für den stationären Sektor als auch für die vertrags-ärztliche Versorgung der Patienten insgesamt.[366] Ob sich das MVZ (wie in dieser Konstellation) dabei gänzlich oder teilweise im Eigentum des Krankenhauses be-findet oder aber von diesem finanziell weitgehend unabhängig ist, ist für den grundsätzlichen Sachverhalt dabei nur von untergeordneter Bedeutung. Die Mög-lichkeiten, die sich aus einer solchen fachgebiets- und sektorenübergreifenden Kooperation ergeben, reichen von besserer Abstimmung bei der Einweisung von Patienten über gemeinsame, digitale Patientenakten zur Vermeidung von Doppel-untersuchungen bis hin zu vollständigen Behandlungspfaden, die weitgehend

---

[363] Vgl. Anschütz, M. (2004), S. 207.

[364] Vgl. Hoppenthaller, W. (2004), S. 327.

[365] Vgl. Altendorfer, R., Merk, W., Jensch, I. (2004), S. 68 – 69.

[366] Vgl. Mutter, C., Morar, R., Keller, C. (2001), S. 442 – 444.

schnittstellenfrei aus dem ambulanten in den stationären Sektor und wieder zurück führen.

3.4.3 Theorie: „Das hörige MVZ"

Neben dem gerade beschriebenen Konstrukt des an das Krankenhaus angeglieder-
ten MVZ gibt es auch Szenarien, in welchen Krankenhäuser nicht selbst ein MVZ
gründen, sondern sich lediglich in Gestalt einer Gesellschafterposition oder eines
Kooperationsvertrages an einer MVZ Trägergesellschaft beteiligen.[367]

Da die Krankenhäuser in den meisten Fällen über eine größere Finanzkraft als
einzelne Arztpraxen oder auch Zusammenschlüsse von Ärzten verfügen, wird oft
die Gefahr einer „versteckten Dominanz" angemahnt. Hierbei steht das MVZ pro
forma unter der Leitung von Ärzten, der Einfluss des Krankenhauses findet für
den Außenstehenden nicht wahrnehmbar über das finanzielle Abhängigkeitsver-
hältnis statt. In den Augen der Ärzte stellt das Szenario des „Zulassungsausver-
kaufs" eine weitere Möglichkeit dar, wie die Krankenhäuser von der Öffentlich-
keit weitestgehend unbemerkt ihre Position verstärken könnten. Hierbei werden,
so die Befürchtungen, vermehrt günstig Zulassungen von Vertragsärzten aufge-
kauft, in das MVZ überführt und mit gegenüber dem Krankenhaus loyalen oder
zumindest kooperationswilligen Ärzten besetzt.[368]

Über solche nach außen weitestgehend unabhängige, aber hinter den Kulissen
mehr oder minder eng an die Krankenhäuser gebundene Versorgungszentren,
könnte sich – so die Befürchtungen in Teilen der Ärzteschaft – schleichend ein
Wandel in die ambulante Versorgung einschleichen, der die Machtverteilung zwischen Krankenhäusern und ambulant tätigen Vertragsärzten zu Ungunsten der
Ärzteschaft verschiebt. Dies, so fürchten Ärzte, wäre grundsätzlich im Interesse
der Krankenhäuser, die hierdurch einen gewissen Veränderungs- oder auch Inno-
vationsdruck auf die Ärzteschaft aufbauen könnten um diese entsprechend den
Bedürfnissen der stationären Häuser zu formen.

---

[367]   Vgl. Schenkel-Häger, C. (2004), S. 11.
[368]   Vgl. Mutter, C., Morar, R., Keller, C. (2001), S. 444.

3.4.4 Die Grenzen der Theorie

Diese überspitzt dargestellten, bisher weitgehend theoretischen Szenarien, gehen gemeinhin davon aus, dass die Krankenhäuser über den Umweg der MVZ primär ihre Machtposition ausnutzen und ihren Einfluss auf den ambulanten Sektor weiter ausdehnen werden. In der Praxis bringt die neu eingeführte Versorgungsform des MVZ durchaus einen gewissen, vom Gesetzgeber auch explizit beabsichtigten Wettbewerbsdruck zwischen den verschiedenen Leistungsanbietern mit sich.[369] Auch steht außer Frage, dass im Einzelfall machtpolitische Erwägungen auf der Seite der Krankenhäuser gewiss einen Einfluss auf die Entscheidung bezüglich der Positionierung des Krankenhauses haben werden.

Allgemein betrachtet, setzt aber ein Großteil der Krankenhäuser auf kooperative Lösungen mit den umliegenden, z.T. bereits seit Jahren mit dem Krankenhaus eng zusammenarbeitenden Ärzten. Die neue Versorgungsform stellt für den stationären Sektor offensichtlich nur nachrangig das machtpolitische Instrument dar, welches von skeptischen Teilen der Ärzteschaft wiederholt als bedrohliches Szenario in Diskussionen angeführt wurde. In erster Linie bieten die MVZ den stationären Einrichtungen genau wie der Vertragsärzteschaft neben der Integrierten Versorgung eine weitere Möglichkeit, sich neu zu positionieren und die bestehenden Strukturen dem Wandel der Zeit und den Anforderungen des heutigen Gesundheitswesens anzupassen.[370] Auch der stationäre Sektor hat einen starken Wandel hinter sich und hat gegenwärtig noch stark mit den zahlreichen Veränderungen (Einführung der DRGs, Teilöffnung der Krankenhäuser für hochspezialisierte Leistungen, wachsende Bedeutung von DMPs, Neuordnung der Integrierten Versorgung, etc.) zu kämpfen.

Angesichts dieser Ausgangssituation ist es wenig verwunderlich, dass die Krankenhäuser zum überwiegenden Teil auf kooperative, auch längerfristig stabile Modelle mit „win-win" Charakter setzen anstatt auf offene Konfrontation mit der

---

[369] Vgl. hierzu die Begründungen zum Gesetzentwurf der Fraktionen SPD, CDU/CSU und Bündnis 90/Die Grünen vom 8. September 2003 (Drucksache 15/1525), nachzulesen in KKF (2004), S. 419 – 429.

[370] Vgl. Bruckenberger, E. (2000), S. 20 – 21.

niedergelassenen Ärzteschaft.[371] Ob dies auch in den kommenden Jahren, nach erfolgter Auswertung der Erfahrungen und Erkenntnisse aus der gegenwärtigen Experimentalphase, der Fall sein wird oder ob die Krankenhäuser in der Zukunft verstärkt auf machtpolitische Instrumente und ein Eindringen in den ambulanten Sektor setzen, wird sich erst in den kommenden Monaten und Jahren mit Gewissheit abschätzen lassen.

3.5   Chancen für den Patienten

An dieser Stelle muss einleitend grundsätzlich festgestellt werden, dass die Einführung der MVZ keine primär auf die unmittelbare Verbesserung der Patientenversorgung ausgerichtete Maßnahme darstellt. Diese Aussage mag auf den ersten Blick etwas irritierend wirken, und soll deswegen kurz erläutert werden.

In den Vorbemerkungen zum GMG nennt der Gesetzgeber mehrere schwerpunktmäßige Ziele, die durch die Reform der Gesetzlichen Krankenversicherung erreicht werden sollen. Hier wird unter anderem die Stärkung der Patientensouveränität und die Verbesserung der Qualität der Patientenversorgung genannt, aber auch das strategische Ziel der Weiterentwicklung existierender Versorgungsstrukturen.[372] Nun stellen diese beiden grundsätzlichen Zielrichtungen gewiss keinen grundsätzlichen Widerspruch dar, denn mit effizienteren und eng kooperierenden Versorgungsstrukturen geht für gewöhnlich ceteris paribus auch eine gesteigerte Qualität der medizinischen Versorgung einher. Allerdings ist für die nachfolgenden Ausführungen wichtig zu beachten, dass diese Arbeit die Einführung der MVZ primär unter dem Gesichtspunkt der Weiterentwicklung der Versorgungsstrukturen betrachtet wird und nur nachrangig bzw. mittelbar als Maßnahme zur Steigerung der Qualität der ambulanten vertragsärztlichen Versorgung.

Für den Patienten ist es vordergründig vollkommen unerheblich, ob seine medizinische Versorgung in einem MVZ oder einer identisch organisierten Gemeinschaftspraxis oder einer größeren Einzelpraxis erfolgt. Auch die Tatsache, ob er

---

[371] Vgl. Altendorfer, R., Merk, W., Jensch, I. (2004), S. 69.

von einem freiberuflich tätigen Arzt oder einem angestellten Arzt behandelt wird, dürfte in den meisten Fällen für den Patienten keine große Rolle spielen, solange die erbrachte medizinische Leistung seinen Erwartungen entspricht.[373] Insofern bringt das bloße organisatorisch-juristische Konstrukt des Versorgungszentrum dem Patienten gegenüber vergleichbaren, bereits existierenden Strukturen keinen oder bestenfalls einen marginalen, psychologischen Vorteil.

Gänzlich anders stellt sich die Situation jedoch dar, wenn man die grundlegende Intention hinter den neuen MVZ und die strategische Neuausrichtung in der ambulanten vertragsärztlichen Versorgung mit in die Betrachtung einbezieht. Im Gegensatz zu den weitestgehend atomisiert und unabhängig voneinander agierenden Einzelpraxen bzw. kleineren Gruppenpraxen sollen sich die Medizinischen Versorgungszentren langfristig entlang medizinisch und auch ablauforganisatorisch vorteilhafter Behandlungspfade etablieren und den Patienten eine spezialisierte, eng verzahnte Versorgung „aus einer Hand" anbieten.[374] Ein Beispiel für ein solches indikationsbezogenes, am medizinischen Behandlungspfad[375] ausgerichtetes MVZ könnte ein auf Diabetes spezialisiertes Versorgungszentrum darstellen, in welchem neben einem oder mehreren auf diesem Gebiet hochqualifizierten Diabetologen auch Ärzte aus indikationsspezifisch verwandten Fachgebieten tätig sind. So wäre beispielsweise ein mit den begleitenden Auswirkungen der Diabetes vertrauter Dermatologe ebenso denkbar wie ein entsprechend sensibilisierter Augenarzt. Auch eine an das Versorgungszentrum angeschlossene Apotheke, welche ein auf die Bedürfnisse der Patienten und die Verschreibungsgewohnheiten der MVZ-Ärzte abgestimmtes Sortiment bevorratet, könnte bei entsprechender Größe des MVZ eine vorteilhafte Ergänzung sein.

Sollte es vermehrt zur Gründung solcher spezialisierter MVZ kommen, so kann auch für die Interessengruppe der Patienten Nutzen in zweierlei Hinsicht generiert werden. Als unmittelbaren Vorteil findet der Patient alle Ärzte zur Behandlung

---

[372] Vgl. Vgl. hierzu die Begründungen zum Gesetzentwurf der Fraktionen SPD, CDU/CSU und Bündnis 90/Die Grünen vom 8. September 2003 (Drucksache 15/1525), nachzulesen in KKF (2004), S. 424.

[373] Vgl. Zielinski, H.-J. (2004), S. 3.

[374] Vgl. Badenberg, C. (2004).

der verschiedenen Folgen einer speziellen Indikation an einem zentralen Ort vor und kann im Idealfall von der eng verzahnten Organisationsstruktur (z.B. durch abgestimmte Behandlungstermine, unkomplizierte, interne Weitergabe von Befunden und Röntgenbildern, etc.) profitieren.[376] Weniger unmittelbar wahrgenommen, aber mit um vieles weiterreichenden Auswirkungen, sind die von einzelnen Ärzten oft nicht realisierten Spezialisierungsvorteile, die ein solches Zentrum mit sich bringen kann. Denn durch eine beständige Beschäftigung mit einer bestimmten medizinischen Indikation, aber auch durch den Erfahrungs- und Wissensaustausch zwischen den verschiedenen, unter dem Dach des MVZ vereinten Fachgebieten kann mittelfristig ein auch nach außen kommunizierbarer und von den Patienten wahrgenommener Spezialisierungsvorsprung gegenüber den klassischen Einzelärzten generiert werden.[377]

Zusammenfassend lässt sich sagen, die Einführung der MVZ nicht per se mit dem Ziel konzipiert war, die Patientenzufriedenheit zu steigern oder einen sonstigen, unmittelbaren Nutzen für den Patienten zu generieren. Es handelt sich vielmehr um eine Weiterentwicklung bestehender Versorgungsstrukturen, deren Evolution bei gelungener Umsetzung jedoch mittelbar durchaus entsprechende positive Effekte auch für die Patienten mit sich bringen wird.

3.6   Chancen für sonstige Stakeholder

Mit Sicherheit kann im Rahmen dieser überblicksartigen Arbeit keine abschließende Betrachtung der potentiellen Chancen für alle nur denkbaren Stakeholder durchgeführt werden. Selbst wenn die Veränderungen der politischen und rechtlichen Rahmenbedingungen rund um die MVZ weitestgehend abgeschlossen wären und die wirtschaftlichen Auswirkungen der Einführung dieser neuen Versorgungsform bereits konkreter quantifizierbar wären, würde eine umfassende Betrachtung eine eigene Arbeit füllen. Die Vielzahl der Verflechtungen innerhalb des Gesundheitswesens auch über Sektorengrenzen hinweg erschuf über die Jahre

---

375   Für eine umfangreiche Darstellung des Konzept der Einbeziehung klinischer Pfade in neuen Versorgungsstrukturen vergleiche Riedel, R., Schmidt, J., Hefner, H. (2004), S. 51 – 70.

376   Vgl. Steinbrück, R. (2004).

377   Vgl. Altendorfer, R., Merk, W., Jensch, I. (2004), S. 70 – 73.

hinweg ein Konstrukt, das euphemistisch als „hochkomplexe Einheit" oder reali-
tätsnäher als „wuchernder Dschungel" beschrieben werden kann. Aus diesem
Grund sind die nun folgenden Szenarien auch eher als spotlichtartig beleuchtete
Beispiele gedacht und erheben keinerlei Anspruch auf Vollständigkeit.

Besonders interessant kann die neue Versorgungsform der MVZ für die bisher
noch nicht genannten, gründungsberechtigten Leistungserbringer werden, wenn
diese durch die Gründung oder auch die bloße Kooperation mit dem MVZ eine
wirtschaftlich tragfähige Symbiose eingehen können. Denkbar wären hier eine
Vielzahl von Szenarien, etwa eine an das MVZ angegliederte Apotheke deren
Sortiment sich maßgeblich an dem Schwerpunkt des Versorgungszentrums orientiert oder aber komplementäre Erbringer von Heil- und / oder Hilfsmitteln.[378]

Speziell die etwa 1.400 Rehabilitationseinrichtungen müssen sich aufgrund von
DRGs und den neuen bzw. überarbeiteten Versorgungsformen kurzfristig neu am
Gesundheitsmarkt positionieren. Durch die zunehmend verwischenden Grenzen
zwischen den Sektoren bekommen sie nun neben den Akutkliniken zusätzlich
noch potentielle Konkurrenz durch die MVZ und müssen sich zugleich auf dem
Gebiet der Integrierten Versorgung neu positionieren.

Aber gemäß dem alten Sprichwort „Wohin ich auch blicke, überall erwachsen
Chancen aus Problemen"[379] stellt dies zugleich auch eine einmalige Chance dar.
Wer in der glücklichen Situation ist, auf die zahlreichen Änderungen angemessen
reagieren zu können, kann sich jetzt durch die Beteiligung an strategisch vorteilhaften Kooperationen eine Schlüsselposition in der regionalen Versorgungsstruktur sichern, die von langsameren oder weniger innovationswilligen Konkurrenten
nur schwer zurückerobert werden kann.[380]

---

[378] Vgl. Altendorfer, R., Merk, W., Jensch, I. (2004), S. 55 – 62.
[379] Zitat von John D. Rockefeller, entnommen aus Moritz, H.-D. (2004a), S. 36.
[380] Vgl. Clade, H. (2004c), S. 2164 – 2165.

4 Risiken der Medizinischen Versorgungszentren

4.1 Einleitung

„Wo Licht ist, da ist auch Schatten" – diese grundlegende Einsicht des Volksmundes hat auch für die MVZ in gewisser Hinsicht seine Gültigkeit. Ähnlich wie bei früheren, mit umfangreichen Vorschusslorbeeren ausgestatteten Innovationen des deutschen Gesundheitswesens (z.B. die Integrierte Versorgung in ihrer ursprünglichen Fassung oder die Praxisnetze), teilen die Akteure in der Praxis die Begeisterung der Politik nur begrenzt und mit einer gehörigen Portion Skepsis. Zu groß sind in den ersten Quartalen die rechtlichen Unsicherheiten, zu stark der systemimmanente „resistance to change"[381] und zu durchwachsen die Erfahrungen mit ähnlich innovativen Neuerungen auf dem Gebiet der vertragsärztlichen Versorgung. Nur eine Minderheit der Akteure im Gesundheitswesen fühlt sich unter diesen Umständen dazu berufen, sich als „Versuchskaninchen" an der Gründung eines MVZ zu beteiligen.

In den folgenden Kapiteln soll im Einzelnen auf mögliche Risiken eingegangen werden, die gemäß dem gegenwärtigen Stand des Wissens mit der Gründung und dem Betrieb eines MVZ einhergehen. Hierbei werden, um ein möglichst wirklichkeitsgetreues Bild der Befürchtungen und Problembereiche aufzeigen zu können, neben den objektiv nachweisbaren Risiken auch einige subjektiv wahrgenommenen oder aufgrund unzureichender oder fehlerhafter Information eingebildeten Risiken beleuchtet und analysiert. Da die Masse der subjektiv wahrgenommenen Risiken naturgemäß uferlos und nur schwer abschließend darstellbar ist, wird im Rahmen dieser Arbeit v. a. auf die von Ärzten am häufigsten genannten und in der Fachpresse präsentesten Sachverhalte eingegangen.

Um der dieser Abhandlung innewohnenden, gesundheitsökonomischen Perspektive Rechnung zu tragen, wird der Fokus im Folgenden schwerpunktmäßig auf den ökonomischen und organisatorischen Sachverhalten liegen, ohne medizinische

---

[381]   Der Begriff der „resistance to change" stammt ursprünglich aus dem Gebiet des Personalmanagements und umschreibt das Phänomen, dass in Unternehmen einmal etablierte Strukturen und Prozesse nur gegen starken internen Widerstand verändert oder angepasst werden können. Der

Aspekte gänzlich aus den Augen zu verlieren. Auf eine explizite Trennung zwischen ökonomischen, steuerlichen und medizinischen Vor- und Nachteilen innerhalb der Kapitel wird hierbei zugunsten einer zusammenhängenden Darstellung und der damit verbundenen aspektübergreifenden Sichtweise verzichtet.

4.2 Befürchtungen der Ärzteschaft

4.2.1 Ausgangssituation

Wenn es um Neuerungen im bestehenden, im Lauf der Jahrzehnte lieb gewonnenen Gesundheitssystem geht, steht ein Großteil der deutschen Ärzteschaft diesen gewohnheitsgemäß mit einer gehörigen Portion Skepsis und Misstrauen gegenüber.[382] Oft wird bezweifelt, dass die Veränderungen überhaupt positive Auswirkungen haben, wie beispielhaft der Kommentar von Dr. Wolfgang Hoppenthaller, zum damaligen Zeitpunkt noch stellvertretender Vorsitzender des Vorstands der KVB, belegt, der rückblickend nach einem halben Jahr GMG leicht sarkastisch bemerkte: „Theorie und Praxis klaffen häufig weit auseinander, wenn Politiker meinen, ein funktionierendes System auf neue Beine stellen zu können"[383]. Parallel hierzu werden oftmals die unausgegorenen Rahmenbedingungen und der beständig dichter werdende Dschungel ungeklärter rechtlicher Aspekte angeprangert, die selbst grundsätzlich innovationswilligen Ärzten schnell die Begeisterung für die neue Versorgungsform der MVZ rauben.[384]

Eine überblicksartige Betrachtung der Ausgangssituation kann dabei helfen, diese abwehrende Geisteshaltung besser nachzuvollziehen. So gibt es vor allem in Teilen der risikofreudigeren Ärzteschaft durchaus eine gewisse „Goldgräberstimmung", welche in den aktuellen Veränderungen die Möglichkeit wittern, sich neu zu positionieren und gegenüber der breiten Masse der althergebrachten Kollegen in Einzelpraxis oder kleiner Gemeinschaftspraxis abzugrenzen. Diese Gruppe der Ärzte sieht in den neuen Kooperationsformen eine Art Handwerkszeug, mit dem

Umfang des Widerstandes steht hierbei in einem direkten Zusammenhang mit dem Maß der erzwungenen Veränderungen im Arbeitsablauf der Beteiligten.

382 Vgl. Rebscher, H. (2004), S. 114 – 115.

383 Hoppenthaller, W. (2004), S. 327.

es innovativen Ärzten ermöglicht wird, die ambulante vertragsärztliche Versorgung auf eine neue, auch langfristig überlebensfähige Basis zu stellen.

Demgegenüber stehen aber auch eine große Anzahl an Ängsten und Befürchtungen, welche im Rahmen dieses Kapitels näher beleuchtet werden.[385] Grob vereinfacht kann hierbei zwischen zwei Hauptursachen für die ablehnende Haltung großer Teile der Ärzteschaft unterschieden werden (vgl. Abbildung 14). Die erste ist eine (teilweise unterbewusste) Furcht vor einer zunehmenden Ökonomisierung der Medizin und einem verstärkten Wettbewerb mit Kollegen einerseits und mit weiteren Leistungserbringern andererseits.[386] Vor allem die kapitalkräftigen Krankenhäuser werden angesichts eines noch nicht im gleichen Maße implementierten Wettbewerbsrechts nicht selten als existentielle Bedrohung angesehen.[387] Den zweiten großen Block stellt die wirtschaftlichen Situation vieler Vertragsärzte dar, die häufig selbst bei vorhandenem Willen zur Neupositionierung gar nicht dazu in der Lage wären, weil langfristige Mietverträge und hohe Schuldenberge für die Praxisgründung keinerlei Raum für kostenintensive Veränderungen lassen. Diese beiden Bereiche sollen nun im Folgenden näher beleuchtet und analysiert werden.

Ängste und Befürchtungen der Ärzteschaft	
Angst vor dem Wettbewerb	**Grenzen des Status Quo**
• Gefahr der Ökonomisierung der Medizin • Wachsender Einfluss der Krankenhäuser • Weiter verschärfter Wettbewerb mit anderen Ärzten	• Langfristige Mietverträge • Hohe Verschuldung durch Praxis-Übernahme • Verschärfte Kreditvergaberichtlinien

Abbildung 14: Die zwei Säulen der Befürchtungen der Ärzteschaft[388]

---

384 Vgl. Grubitzsch, J. (2004).

385 Vgl. Forsa (2004).

386 Vgl. Merten, M., Rieser, S. (2004), S. 1543 – 1545.

387 Vgl. Kingreen, T. (2004), S. 188 – 197.

388 Quelle: Eigene Darstellung.

4.2.2 Die Furcht vor dem Wettbewerb

In gewisser Weise ist der oft beschworene Wettbewerb im deutschen Gesundheitswesen längst Realität ... allerdings vor allem untereinander, wie ein Blick in die einschlägigen Fachforen und Diskussionsplattformen der Ärzteschaft (z.b. www.facharzt.de) eindrucksvoll unterstreicht. Anstatt einer einheitlichen Front oder zumindest einer gemeinschaftlichen, von der Mehrheit der Ärzte akzeptierten Diskussionsgrundlage erinnert das sich dem außenstehenden Betrachter hier darbietende Bild am ehesten an die sprichwörtliche „babylonische Sprachverwirrung". Das einzige, was zumindest einem großen Teil der Ärzteschaft gemeinsam zu sein scheint, ist die Furcht, in einen ungleichen Wettbewerb mit besser positionierten oder finanziell potenteren Leistungserbringern gedrängt zu werden, wobei die Krankenhäuser traditionell die Inkarnation des bedrohlichen Feindbildes darstellen.[389]

So bezeichnete etwa Dr. med. W. Hoppenthaller die MVZ unverblümt als „Gelddruckmaschine der Krankenhäuser" und beklagte: „Den Kliniken vorgelagerte MVZ ragen wie ein Brückenkopf in die ambulante Versorgung hinein"[390]. Sicherlich spielen bei solchen Aussagen auch die machtpolitischen Überlegungen der KVen eine Rolle, die sich strategisch als Gegengewicht zu der scheinbar erdrückenden Vormachtstellung der Krankenhäuser positionieren will.[391] Die Kernaussage jedoch verliert dadurch nur wenig an Aussagekraft: die Vertragsärzteschaft fühlt sich in gewisser Weise unter Druck gesetzt und potentiell eines Teils ihres Tätigkeitsfeldes beraubt, da den Krankenhäusern in der Regel weitergehende Gestaltungsmöglichkeiten bei gleichzeitig weniger berufsrechtlichem Ballast zur Verfügung stehen.[392] Äußerungen wie die des KBV-Vize Leonhard Hansen auf dem Hauptstadtkongress in Berlin („Die Gesundheitsreform hat einen evolutionären

---

[389] Vgl. Anschütz, M. (2004), S. 207 – 208.

[390] Hoppenthaller, W., Zitat entnommen aus Ärztliche Praxis, Ausgabe vom 13.07.04.

[391] Vgl. Hoppenthaller, W. (2004) S. 327.

[392] Vgl. Dierks, C. (2004c).

Prozess eingeläutet. Wer sich diesem entgegen stellt, kommt unter die Räder."[393])
tun ihr übriges, um die Ärzteschaft nachhaltig zu verunsichern.

Besonders unter Druck gesetzt fühlen sich die niedergelassenen Fachärzte, die zusammen mit der fachärztlichen Versorgungsebene in den Krankenhäusern eine
international einmalige doppelgleisige Facharztstruktur darstellen.[394] Da in Fachkreisen wiederholt die Krankenhäuser als originäre Träger der fachärztlichen Versorgung dargestellt werden, die durch neue Versorgungsstrukturen wie das MVZ
oder Verträge über die Integrierte Versorgung verstärkt in den ambulanten Markt
drängen, fühlen sich die niedergelassenen Fachärzte nicht selten als fünftes Rad
am Wagen, dass beständig mit der Gefahr leben muss, nach und nach verdrängt
oder gar völlig ersetzt zu werden.[395]

Aber auch andere Ärzte fühlen sich durch die Neuerungen und speziell die neue
Versorgungsform des MVZ unter Handlungsdruck gesetzt. Zu ungleich, so die
weit verbreitete Meinung, sei das Handwerkszeug des niedergelassenen Arztes
und der neuen MVZ. Speziell die in den vorangegangenen Kapiteln genannten
erweiterten Gestaltungsoptionen der MVZ würden es dem klassischen Vertragsarzt erschweren, auch in Zukunft konkurrenzfähig zu bleiben.[396] Abbildung 15
soll im Folgenden eine (vereinfachte) Gegenüberstellung der Möglichkeit zur Beschäftigung von angestellten Ärzten liefern, die beispielhaft die ungleichen Hand-
lungsmöglichkeiten vor der Änderung der MBO-Ä darstellt und die Novellierung
des Berufsrechts als fast schon zwingend erforderlichen Schritt nachvollziehbar
macht.[397]

---

[393]   Zitat einer Ansprache von Leonhard Hansen von der Kassenärztlichen Bundesvereinigung im
        Rahmen des Hauptstadtkongress in Berlin 2004.
[394]   Vgl. Rebscher, H. (2004), S. 6.
[395]   Vgl. Ballast, T. (2004a), S. 139, und Forsa (2004), S. 9 – 10.
[396]   Vgl. Klinkhammer, G. (2004), S. 1551 – 1552.
[397]   Vgl. Merten, M., Rieser, S. (2004), S. 1544 – 1545.

Vertragsarzt	MVZ
Assistentenbeschäftigung gemäß § 32 Abs. 2 ZV-Ä: • Zur Sicherstellung der vertragsärztlichen Versorgung • Als Weiterbildungsassistent.	Anstellung von Ärzten auch über § 32 Abs. 2 ZV-Ä hinaus unbegrenzt möglich (vgl. § 95 Abs. 2 Satz 8 SGB V).
Die Dauer der Beschäftigung ist zu befristen (§32 Abs. 2 Satz 3 ZV-Ä) und ggf. zu widerrufen (§32 Abs. 2 Satz 3 ZV-Ä).	Die Anstellung ist nicht befristet. Für die Gründergeneration der angestellten Ärzte besteht die Möglichkeit, nach 5 Jahren ungeachtet eventuell bestehender Zulassungsbeschränkungen eine Vollzulassung zu erhalten; das MVZ kann die freigewordene Stelle im selben Umfang nach besetzen (vgl. § 103 Abs. 4a Satz 4 SGB V).
Anstellung eines ganztags beschäftigen oder zweier halbtags beschäftigter Ärzte • desselben Fachgebietes (Achtung: in manchen Bundesländern Änderung durch Novellierung der MBO-Ä!) • mit Leistungsbegrenzung (maximale Ausweitung des Budgets um 3%).	Leistungsbegrenzung und Zwang zu Fachgebietsidentität gilt für angestellte Ärzte des MVZ nicht.

Abbildung 15: **Gegenüberstellung der Möglichkeiten zur Anstellung von Ärzten durch Vertragsärzte und Medizinische Versorgungszentren**[398]

4.2.3 Die Schranken des „Status Quo"

Bei aller Kritik an der mangelnden Bereitschaft der Ärzte, sich dem Wettbewerb mit den MVZ durch eine strategische Neupositionierung zu stellen, darf aber auch eine andere Problematik nicht übersehen werden. Denn häufig wird verkannt, dass viele Ärzte selbst bei vorhandener Innovationsbereitschaft aufgrund der faktischen Umstände ihres Arbeitsumfeldes nur geringen bis gar keinen Handlungs-

---

[398] Die Gegenüberstellung wurde bewusst vereinfacht dargestellt und geht nicht auf Sonderfälle in gesperrten Planungsbereichen oder die Anstellung von Assistenzärzten durch im MVZ tätige Vertragsärzte ein. Quelle: Eigene Darstellung in Anlehnung an KVB (2004e).

spielraum besitzen, wenn sie sich an die veränderten Rahmenbedingungen anpassen wollen.

Oft musste die Praxisgründung bzw. -übernahme durch hohe und langfristige Darlehen finanziert werden. Auch der Erwerb von Zulassungen bzw. Kassenarztsitzen vom respektiven Vorgänger war noch vor wenigen Jahren häufig mit teils umfangreichen monetären Zahlungen („good will") verbunden, welche die auf den Schultern des Arztes liegende Last u.U. noch drückender gestaltet.[399] Innerhalb von wenigen Jahren ist vor allem außerhalb der Großstädte der Wert einer Kassenzulassung drastisch gesunken, so dass betroffene Ärzte sich teilweise nur geringe bis keine Erlöse bei der Abgabe der Praxis erhoffen können. Der sich seit Jahren verschärfende Sparzwang im Gesundheitswesen und das „Hamsterrad-Prinzip" bei der Abrechnung der erbrachten Punktwerte erschweren es zusätzlich, den auf vielen Praxen lastenden Schuldenberg abzubauen.[400]

Zusätzlich zu diesen Schwierigkeiten scheint gegenwärtig einiges Unheil von Seiten der Banken auf die Ärzteschaft zuzukommen, welche durch Neuerungen wie Basel II[401] zu einem Umdenken bei der Kreditvergabe gezwungen werden. So erwarteten die Banken in naher Zukunft eine gewaltige Insolvenzwelle im Bereich der ambulanten ärztlichen Versorgung. Schätzungen gehen von Insolvenzen in der Größenordnung von bis zu 20 % aller Praxen im Ärzte / Zahnärztebereich aus.[402] Angesichts dessen werden viele bestehende Kreditlinien vor Verlängerung nun wesentlich genauer überprüft und immer häufiger aufgrund nicht mehr ausreichender Sicherheiten gekündigt oder nicht verlängert, was besonders für kleinere Praxen schnell existenzbedrohende Ausmaße annehmen kann.[403] Allerdings kann auch dieser Sachverhalt nicht eindimensional betrachtet werden, denn auch weiterhin haben Kreditinstitute natürlich einen gewissen Ermessensspielraum und

---

[399] Vgl. Rüdell, O. (2004), S. 6.

[400] Vgl. Richter Reichhelm, M. (2004).

[401] Basel II verpflichtet die Banken neben anderen Regelungen zur Einhaltung strengerer Richtlinien bei der Kreditvergabe, so etwa die Koppelung der Kreditzusage an das individuelle Rating des Kreditnehmers. Für genauere Infos zu Basel II siehe auch http://www.basel-ii.info/.

[402] Vgl. Kellner, P. (2004), S. 21.

[403] Vgl. Linke, K. (2004), S. 50 – 51, und Weigel, N. (2004).

können die individuelle wirtschaftliche Leistungskraft des Kreditnehmers berücksichtigen.[404]

Angesichts dieser Umstände erscheint es wenig verwunderlich, dass zahlreiche Ärzte das Wagnis neuer Investitionen (z.B. Rechtsberatung, die Verlagerung des Praxissitzes an den Ort der Niederlassung des MVZ) bei fraglichen Erfolgsaussichten scheuen. Hierbei lässt sich die Ärzteschaft generell in drei Gruppierungen unterteilen. Die erste Gruppe der älteren Ärzte hat zumeist nur noch wenige Jahre als Arzt vor sich und im allgemeinen „ihre Schäfchen bereits im Trockenen", so dass bei dieser Gruppierung nur in den seltensten Fällen ein Anlass bestehen wird, die bestehenden Strukturen noch einmal komplett zu verändern. Als zweite Gruppe lässt sich die breite Masse der praktizierenden Vertragsärzte identifizieren, die mit den weiter oben bereits erwähnten Schwierigkeiten zu kämpfen hat und grundsätzlich nur im Falle einer günstigen Ausgangsposition (z.B. Existenz einer gut funktionierenden Gemeinschaftspraxis, die in ein MVZ umgewandelt werden soll[405]) an der neuen Versorgungsform der MVZ interessiert sein dürften. Die dritte und letzte Gruppe stellen diejenigen, zumeist jungen Ärzte dar, die (noch) nicht durch eine eigene Praxis und den dazugehörigen „Status Quo" gebunden sind. Für diese Gruppierung, die sich auf die veränderte Situation einstellen kann, besteht am ehesten die Möglichkeit aus den Gestaltungsoptionen des MVZ Kapital zu schlagen und sich mit dieser neuen Versorgungsreform zu arrangieren.[406]

Diese überblicksartige Darstellung führt zu dem Schluss, dass gegenwärtig nur eine vergleichsweise kleine Gruppe von Ärzten der neuen Versorgungsform per se neutral bis positiv gegenüber stehen kann, während ein weit größerer Teil aufgrund der Zwänge seiner wirtschaftlichen als auch finanziellen Situation nur geringen Handlungsspielraum hat, um sich auf die neue Versorgungsform der MVZ einzulassen (siehe auch Abbildung 16). Allerdings wird voraussichtlich – einen gewissen Erfolg der MVZ vorausgesetzt – im Lauf der Zeit ein beständig größer werdender Teil der Ärzteschaft in der Lage sein, sich auf die Alternative „Tätig-

---

[404]   Vgl. Wohlhüter, K. J. (2004).

[405]   Ein Beispiel für eine solche Umwandlung einer Gemeinschaftspraxis findet sich im Kapitel 6.1 dieser Arbeit.

[406]   Vgl. Altendorfer, R., Merk, W., Jensch, I. (2004), S. 36 – 41.

keit im MVZ" einzustellen, was langfristig zu einer graduellen Abschwächung der abwehrenden Haltung führen wird.

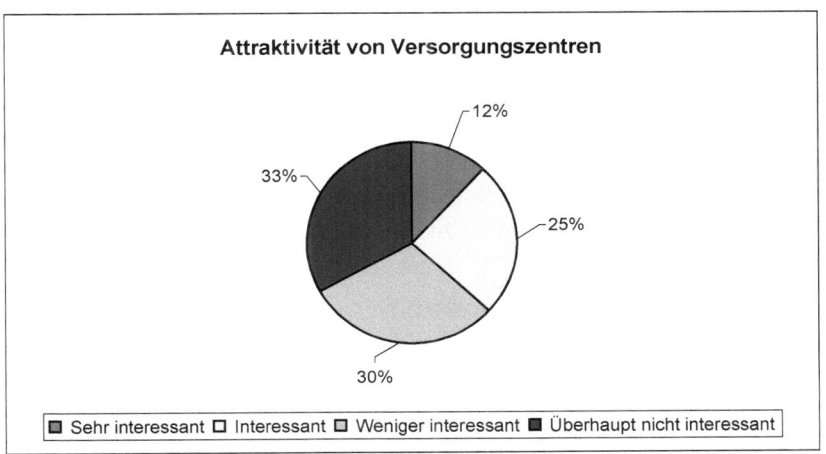

Abbildung 16: Attraktivität von Versorgungszentren aus Sicht der Ärzteschaft[407]

4.3 Ungeklärte rechtliche Aspekte

4.3.1 Die Abrechnungsproblematik

Es ist programmatisch für die noch immer andauernde Phase der rechtlichen Unsicherheit in vielen Gebieten der MVZ, dass auch mehrere Quartale nach deren offizieller Einführung zum 01.01.2004 noch keine abschließende Klarheit über solch fundamentale Bereiche wie die Abrechnung der erbrachten, vertragsärztlichen Leistungen geschaffen werden konnte. So sprach Dr. W. Hoppenthaller noch im Juni 2004 von einer ungeklärten Abrechnungsproblematik und mahnte an, dass die wesentlichen vertraglichen Grundlagen in EBM, Honorarverteilungsmaßstab, den Bundesmantelverträgen und dem Sozialgesetzbuch noch fehlen.[408]

---

[407]   Quelle: Forsa (2004).

[408]   Vgl. Hoppenthaller, W. (2004), S. 327.

Lange Zeit herrschte Uneinigkeit über die Frage, wie die Abrechnung eines MVZ und besonders die Kennzeichnung der Leistungen praktisch zu erfolgen hat. Die Kassenärztliche Bundesvereinigung plädierte für eine einzige Abrechnungsnummer aus dem Nummernkreis 032 – 034 pro MVZ und ebenso für nur eine Buchungsmitteilung und einen Honorarbescheid. Dem gegenüber beharrte die KVB auf dem Standpunkt, dass jeder Vertragsarzt[409] sowohl eine eigene (Unter-) Abrechnungsnummer als auch eine eigene Buchungsmitteilung erhalten soll und lediglich der Honorarbescheid für alle Beteiligte im MVZ Gültigkeit haben soll.[410] Diese Streitigkeiten führen gegenwärtig zu einer Art bundeslandspezifischen „Flickenteppichabrechnung", welche die ursprüngliche Intention des Gesetzgebers, mit den MVZ eine innovative Ausgangsbasis für eine veränderte, ambulante Versorgung der Patienten zu schaffen, einmal mehr unnötig torpediert.

Auch über die Frage der Notwendigkeit von Überweisungen innerhalb eines MVZ wurde lange Zeit kontrovers diskutiert. Mittlerweile scheint sich grob vereinfacht die Formulierung „Ein Patient, ein Versicherter, eine Krankenkasse, ein Quartal, ein medizinisches Versorgungszentrum"[411] etabliert zu haben. Für das MVZ gilt also wie für eine fachübergreifende Gemeinschaftspraxis jeder Patient als ein Behandlungsfall, unabhängig von der Frage, wie viele verschiedene Fachgebiete innerhalb des Versorgungszentrums er effektiv in Anspruch nimmt. Eine Überweisung innerhalb des MVZ ist folglich nicht erforderlich. Die Pflicht zur Kennzeichnung aller erbrachten Leistungen durch den behandelnden Arzt bleibt von dieser Tatsache aber unberührt.

Für den Zeitraum vom 01.07.2004 bis zum 31.12.2004 wurde von Seiten der Kassenärztlichen Vereinigungen in Anbetracht des Fehlens einer abschließenden Aussage über die Integration der MVZ in das bestehende Normgefüge die Abrechnung und honorarwirksame Zuordnung analog zu den fachübergreifenden Gemeinschaftspraxen angenommen.[412] Ob diese Regelung auch 2005 weiter Be-

---

[409]   Die Abrechnungsproblematik bezieht sich ausschließlich auf die Vertragsärzte, da die ärztlichen Leistungen der angestellten Ärzte durch die Natur des Beschäftigungsverhältnisses grundsätzlich über das MVZ abgerechnet werden.

[410]   Vgl. Hoppenthaller, W. (2004), S. 327.

[411]   Zitat des Hauptgeschäftsführers der KBV, Dr. med. Andreas Köhler, vom 15. April 2004.

[412]   Interne Mitteilung der Ressortsstabsstelle Honorar der KVB vom 01.07.2004.

stand hat oder ob abweichende Regelungen getroffen werden, ist gegenwärtig
nicht abzusehen.

4.3.2 Situation von MVZ bei Vergütung nach EBM 2000+

Ein weiterer Punkt, über den zum gegenwärtigen Zeitpunkt keinerlei fundierte Information vorliegt, ist die Situation der MVZ nach der Einführung des für 2005
geplanten EBM 2000+. Nach Einschätzungen von Experten wird dieser neue
EBM der Forderung des § 87 Abs. 2a S. 1 SGB V zur differenzierten Betrachtung
der Versorgungsformen gerecht werden und sich folglich in höchst unterschiedlicher Form auf die verschiedenen Organisationsformen der Leistungserbringer
auswirken.[413] Grundsätzlich wird davon ausgegangen, dass Kooperationen wie
Gemeinschaftspraxen und MVZ als Gewinner der Umstellung auf den neuen
EBM hervorgehen werden, während die klassischen Einzelpraxen mit verstärktem
Gegenwind rechnen müssen.[414]

Um das MVZ teilweise für die strukturbedingten Nachteile (z.B. nur einmalige
Abrechnungsmöglichkeit des Ordinationskomplexes, gesteigerter Aufwand durch
Mehrfachkonsultationen, etc.) zu entschädigen, wurden diverse Aufschläge ver-
einbart.[415] So berechnet sich beispielsweise der Zuschlag auf die einem MVZ
bzw. einer Gemeinschaftspraxis zugebilligte Fallpunktzahl als arithmetischer Mit-
telwert der Ordinationsgebühren der beteiligten Ärzte gemäß ihrer Fachgebietszu-
ordnung zuzüglich eines prozentualen Grundaufschlags von 10 %, erhöht um weitere 5 % pro in einem MVZ / einer GP vertretener Fachgruppen.[416] Die maximal
erreichbare Höhe des Zuschlags liegt bei 35 %, das Minimum bei 20%.[417] So
würde beispielsweise bei einem MVZ mit drei beteiligten Fachgebieten (z.B. Allgemeinarzt, Chirurg und Anästhesist) einen Zuschlag von insgesamt 25 % bekommen (10 % + 3*5 %). Über die zu großzügig bzw. viel zu gering bemessene
Höhe dieses Aufschlages gab und gibt es sehr konträre Meinungen. Ob die MVZ

---

[413]   Vgl. Dalichau, G. (2004), S. 201.

[414]   Vgl. Walbert, H. (2004).

[415]   Vgl. Schmeisser, H.-J. (2004).

[416]   Rein auftragnehmende Ärzte gemäß § 13 Abs. 4 BMV-Ä bzw. § 7 Abs. 4 EKV (z.B. Radiologen,
        Laborärzte) bleiben bei dieser Berechnung unberücksichtigt.

[417]   Vgl. Stark, A. (2004).

sich durch diese Aufschläge zu einer Goldgrube in Sachen Fallpunktzahl entwickeln oder, wie von der KVB prophezeit, frühzeitig die Fallzahlobergrenze erreichen und danach einen stark abgestaffelten Punktwert hinnehmen müssen, wird
einmal mehr erst der Praxisversuch endgültig belegen.[418]

Mit Einführung des EBM 2000+ werden die MVZ darüber hinaus voraussichtlich
den Gemeinschaftspraxen gleichgestellt und erhalten wie diese einen Punktauf-
schlag auf den Ordinationskomplex. Dieser Aufschlag beträgt 15 Punkte pro innerhalb des MVZ bzw. der Gemeinschaftspraxis repräsentierten Fachgebiets (ohne Beachtung der Ärzteanzahl je Fachgebiet!), mindestens aber 60 und höchstens
105 Punkte.[419] Ein MVZ mit zwei bis vier Fachgebieten hätte also stets einen
Aufschlag von 60 Punkten, erst ab fünf Fachgebieten erhöht sich der Zuschlag um
weitere 15 Punkte auf 75. Dieser Fokus auf die beteiligten Fachgebiete ohne Berücksichtigung der Ärzteanzahl erscheint auf den ersten Blick irrelevant, kann
sich aber bei bestimmten Fachgebiets-Kombinationen stark negativ auswirken. So
würde der Ordinationskomplex pro Patient in einem MVZ mit fünf Augenärzten
und einem Anästhesisten aufgrund des niedrigen Wertes des letztgenannten Fachgebiets ungeachtet des Zuschlages geringer ausfallen, als bei einem in einer Einzelpraxis tätigen Arzt.[420]

Dieses nur grob skizzierte Beispiel ist für sich allein genommen sicherlich kein
K.O. - Kriterium für die Versorgungsform des MVZ, es bildet aber die gegenwär-
tige, von mangelnder Planungssicherheit und zum Teil wöchentlich wechselnder
Aussagen bezüglich Detailfragen (neben dem Ordinationskomplex ist hier beispielhaft die Diskussion über die Höhe des Zuschlags auf das geplante Regelleis-
tungsvolumen (RLV) des MVZ anzuführen) geprägte Grundsituation bestens ab.
Die Prognosen über das „Ob", das „Wann" und das „In welcher Form" der tatsächlichen Einführung des EBM 2000+ änderten sich im Verlauf des Jahres 2004
fast täglich.[421] Aktuell ist die Einführung des EBM zum 1. April 2005 geplant,

---

[418]   Vgl. Kassenärztliche Vereinigung Bayerns (2004c), S. 26.

[419]   Vgl. Planungspapier der Geschäftsführung des Bewertungsausschusses der KBV vom 24.05.2004,
      S. 13 – 14.

[420]   Vgl. Moritz, H.-D. (2004), S. 19.

[421]   Vgl. Künnemann, U. (2004), S. 1153.

aber ob dieser Termin tatsächlich eingehalten oder erneut verschoben werden wird, ist mehr als ungewiss.[422]

Es steht also zu vermuten, dass sowohl die Ärzte als auch die MVZ die endgültigen Auswirkungen des EBM 2000+ erst einschätzen können, wenn die endgültige Version schwarz auf weiß vor ihnen liegt.[423]

Die Planung und Gründung eines MVZ kann unter solchen Voraussetzungen eigentlich nur gelingen, wenn die Beteiligten über ein genau durchdachtes Konzept verfügen, welches auch weitgehend unabhängig vom Ausgang der Diskussion über derartige Feinheiten Erfolgsaussichten besitzt.[424]

4.3.3 Verbindlichkeit der Gründungs- und Bestandkriterien

Auch die Strenge, mit der die Gründungs- und Bestandskriterien auszulegen sind, beschäftigt derzeit noch die Fachkreise. So sind beispielsweise bisher keine rechtssicheren Übergangsfristen bekannt, binnen welcher ein plötzlich auftretender Mangel, der die Existenz des MVZ gefährdet, behoben sein muss. Wenn beispielsweise ein MVZ aus fünf Augenärzten und einem Anästhesisten sich mit diesem überwirft und letztgenannter dem MVZ kurzfristig den Rücken kehrt, verliert das MVZ seine fachübergreifende Kompetenz und somit theoretisch auch seine Zulassung zur vertragsärztlichen Versorgung. In der Praxis werden voraussichtlich schnell entsprechende Übergangsfristen gefunden werden um keine unnötigen Härten entstehen zu lassen, Planungssicherheit ist aber auch auf diesem Gebiet gegenwärtig nicht gegeben.

Ebenfalls keine abschließende Regelung existiert auf dem Gebiet der Bestandskriterien. Obwohl der Gesetzgeber scheinbar eindeutig die Gründung und den Betrieb von MVZ nur durch zugelassene Leistungserbringer vorsieht und bei Verletzung dieses Grundsatz mit dem Entzug der Zulassung des MVZ droht (vgl. 2.2.2.), birgt diese Regelung in der Praxis diverse Schwierigkeiten. So führt eine solche Beschränkung des Kreises der Gründer und Eigentümer auf die (zumindest

---

[422] Vgl. Ankündigung auf http://www.ebm2000plus.de/ [Stand: 17.01.2005].

[423] Vgl. Stark, A. (2004a), S. 15 – 16.

theoretisch) primär auf medizinische Zielsetzungen ausgerichtete Leistungserbringer in Verbindung mit den zahllosen Kombinationsmöglichkeiten der MVZ
zwangsläufig zu Konflikten. Sei es die leichte Handelbarkeit von Anteilen an einer MVZ-AG, die Vererbung von Anteilen an Nicht-Leistungserbringer im Falle
eines überraschenden Todes oder die Forderung, dass Ärzte nach dem Ende ihrer
ärztlichen Tätigkeit vom Eigentum am MVZ ausgeschlossen werden müssen, die
rechtssichere Klärung dieser und anderer Fragen wird in den kommenden Monaten die Gerichte beschäftigen.

Bereits jetzt gibt es zu der Thematik zahlreiche Diskussionen und Deutungsansät-
ze. So wird in Rechtskreisen etwa angenommen, dass ungeachtet der Bestands-
vorschriften ein an einem MVZ beteiligter Vertragsarzt auch über seine aktive
(vertrags-) ärztliche Zeit hinaus an der MVZ-Gesellschaft und deren Gewinnen
beteiligt sein kann.[425] Begründet wird dies im Allgemeinen mit dem Argument,
dass es der Wille des Gesetzgebers war, primär gewinnorientierte Eigentümer
(z.B. Managementgesellschaften) von der Gründung bzw. Beteiligung an MVZ
abzuhalten. Dass aber Ärzte ab dem Zeitpunkt ihrer Pensionierung diesen gleichgestellt werden und somit nicht mehr von den Früchten ihrer Aufbauarbeit profitieren können, sei gänzlich ungerechtfertigt und deswegen auf lange Sicht nicht
haltbar.

In der Praxis werden derartige Unsicherheiten gegenwärtig weitgehend unproblematisch durch die vertragliche Fixierung von entsprechenden Limitierungsklau-
seln (z.B. Zwang zum Verkauf der Anteile am MVZ bei Wegfall des Leistungserbringerstatus, Ausstieg aus dem MVZ bei Beendigung der ärztlichen Tätigkeit,
etc.) abgesichert. Wie sich die Auslegung dieser Vorschriften in der Praxis entwickeln wird ist ungewiss. Es steht jedoch zu vermuten, dass auch diese Sachverhalte auf gerichtlichem Wege geklärt werden, sobald im konkreten Einzelfall die
Notwendigkeit einer abschließenden Aussage zu dem Thema erforderlich wird.

---

[424]   Ein Beispiel für solch eine Gründung unter bewusste Hinnahme solcher und anderer Unsicher-
        heitsfaktoren findet sich im Kapitel 6.1 dieser Arbeit.
[425]   Vgl. Altendorfer, R., Merk, W., Jensch, I. (2004), S. 73.

4.4 Die Gefahr des Missbrauchs oder: „Die harte Realität"

In den vorangegangenen Kapiteln wurde bereits ein breites Spektrum an potentiellen Risiken aufgelistet und, so gut es von einem prospektiven Standpunkt aus möglich erscheint, analysiert. Dabei lag der Fokus der Betrachtung schwerpunktmäßig auf den Befürchtungen der Ärzteschaft, welche von den durch die Einführung der MVZ initiierten Veränderungen am unmittelbarsten betroffen sind. Um im Rahmen einer multifokalen Darstellung aber ein möglichst vollständiges Bild der mit dem Experiment MVZ einhergehenden Risiken zeichnen zu können, sollen in diesem Kapitel im Überblick weitere Problemfelder aus anderen Perspektiven aufgezeigt werden. Die im Rahmen dieser Betrachtung angesprochenen Sachverhalte erheben dabei keinen Anspruch auf Vollständigkeit, was angesichts der Komplexität des Umfeldes und dem Einfallsreichtum mancher Akteure des Gesundheitswesens auch kaum realisierbar erscheint. Es soll vielmehr für mögliche Konflikt- und Missbrauchspotentiale sensibilisieren und den Finger in einige der ungeklärten Probleme legen, u.a. um zu zeigen, dass MVZ eben nicht die strahlenden Allheilmittel sind, als die sie zuweilen (vor allem von Veranstaltern teurer Informationsseminare zu dieser Thematik) dargestellt werden.

Dass die MVZ vom Konzept her eng an die ehemaligen Polikliniken der DDR angelehnt sind, wurde bereits in der Einleitung erläutert. Nun waren diese Einrichtungen, die neben anderen Konstrukten als Grobschablone für die MVZ gelten, selbst von zahlreichen Problemen geplagt. Eines davon war eine teilweise mangelnde Arbeitsmoral der in diesen Polikliniken angestellten Ärzten, ein Umstand, der sich nach Vorhersagen der Kritiker auch in den MVZ wiederholen könnte. Ohne eine gewisse zugesicherte Eigenverantwortung der angestellten Ärzte in dem von ihnen betreuten Gebieten und eine zielkonforme Anreizstruktur zur Sicherstellung einer wirtschaftlichen Arbeitsweise (z.B. über erfolgsabhängige Gewinnbeteiligungen) droht Motivationsverlust und eine mangelnde Identifikation mit den Zielen des MVZ, den Zuständen in mancher Poliklinik der 80er und 90er Jahre nicht unähnlich.[426]

Auch die Reaktion von Teilen der Ärzteschaft ist durchaus geeignet, die mit der Einführung der MVZ verfolgten Ziele zu untergraben.[427] So wird häufig kritisch angemerkt, dass sich die niedergelassenen Ärzte ihren Bedarf in jedem Fall suchen, auch wenn (zusätzlich) ambulante Versorgung in den Krankenhäusern angeboten würde, sei es in Form eines Krankenhaus-MVZ oder Projekten nach § 116b SGB V.[428] Somit würde es ohne entsprechende Gegensteuerung statt zu den erhofften Einspareffekten durch die Nutzung von Synergien und besserer Verknüpfung der verschiedenen Sektoren zu einer kontraproduktiven Mengenausweitung kommen. Auch auf anderen Gebieten sind die Ärzte teilweise durchaus in der Lage, ihren Nutzen aus der Gunst der Stunde zu ziehen. So wird oft kritisch angemerkt, dass es durch die Sonderzulassung für angestellte Ärzten der Gründergeneration nach nur fünf Jahren Tätigkeit im MVZ zwangsweise zu einer Aufweichung von Zulassungsbeschränkungen kommt. Speziell in ohnehin überversorgten Gebieten kommt es dadurch zu einer weiteren Ausweitung des Versorgungsangebots, welches die bestehenden Zulassungsbeschränkungen weitgehend ad absurdum führt. So existieren beispielsweise in einschlägigen Ärzteforen bereits Ratschläge, wie ein Arzt über den Umweg der MVZ ungeachtet der Zulassungsbeschränkungen auch für mehr als eines seiner Medizin studierenden Kinder eine Zulassung „generieren" kann. Auch der Versuch, sich durch geschickte Positionierung am Gesundheitsmarkt und durch die Vermarktung von „altem Wein in neuen Schläuchen" zumindest einen Teil des verlockenden „dritten Budgets" der Integrierten Versorgung zu sichern ganz ohne eine nachweisbare Verbesserung der Qualität der Versorgung zu schaffen, kann häufig beobachtet werden.[429] So wird beispielsweise in Leipzig ein groß als „18-Millionen Modell à la Poliklinik" angepriesenes Gesundheitszentrum nach der weit weniger enthusiastischen Ein-

[426] Vgl. Spielberg, P. (2004).

[427] Die nachfolgenden Ausführungen sollen keinesfalls die Ärzteschaft als Ganzes anklagen sondern es soll informierend auf Missbrauchspotentiale und in der Praxis zu beobachtende Fehlentwicklungen hingewiesen werden.

[428] Befürchtungen des Ausschusses „Ambulante/stationäre ärztliche Versorgung" der Bayerischen Landesärztekammer am 23.06.2004.

[429] Vgl. Clade, H. (2004c), S. 2164.

schätzung von anderer Seite nicht viel mehr sein als verschiedene Facharzt-Praxen unter einem gemeinsamen Dach.[430]

Parallel dazu werden bereits eifrig weitere Lücken und Schwachstellen der Regelungen rund um die MVZ gesucht und ausgenutzt. So frohlockte Dr. Burkhard Bratzke, seines Zeichens Vorstandsmitglied der KV Berlin, noch Mitte November öffentlich über eine neu gefundene, potentielle Gesetzeslücke. Die MVZ, so seine Meinung, wären aufgrund der neuen Fachgruppennummer von der Richtgrößenprüfung ausgeschlossen und könnten sich somit zu einer „Überlebenslücke für die Ärzte" mausern.[431] Zwar wurde diese Aussage umgehend vom BMGS dementiert, doch unterstreicht dieser Sachverhalt eindrucksvoll, mit welch harten Bandagen derzeit gekämpft wird und wie fieberhaft nach rechtlichen Schlupflöchern und dem persönlichen Vorteil gesucht wird. Im Einzelfall mögen diese rechtlichen Grauzonen gewiss interessante und legal nutzbare Optionen darstellen, mit der ursprünglichen Intention hinter der Einführung der MVZ hat eine solche Ausnutzung der bürokratischen Überreglementierung aber kaum mehr etwas gemein.[432]

---

[430] Vgl. Grubitzsch, J. (2004).

[431] Vgl. Facharzt.de (2004c).

[432] Vgl. Oschmann, S. J. (2004).

5 MVZ und Integrierte Versorgung

5.1 Die Integrierte Versorgung im Überblick

Die ursprünglich bereits zum 01.01.2000 durch das Gesundheitsreformgesetz in Kraft getretene Versorgungsoption der Integrierten Versorgung (I.V.) wurde durch das GMG zeitgleich mit der Einführung der MVZ grundlegend novelliert und von einigem Ballast „entrümpelt".[433] Sowohl über die ursprüngliche Konzeption als auch über die nun eingeführte neue Variante der Integrierten Versorgung gibt es eine Vielzahl eigener Bücher und Aufsätze, weswegen an dieser Stelle auf eine umfassende Darstellung dieses Sachverhalts verzichtet und auf die entsprechende Fachliteratur verwiesen wird.[434] Da aber dennoch einige praxisrelevante Berührungspunkte zwischen der I.V. und den Medizinischen Versorgungszentren existieren, soll im Folgenden ein einführender, grober Überblick über die Eckpunkte der I.V. gegeben werden. Darauf aufbauend soll im nachfolgenden Kapitel konkret auf die Interdependenzen zwischen diesen beiden Maßnahmen zur Weiterentwicklung der Versorgungsstrukturen eingegangen und einige Beispiele für denkbare Gestaltungsoptionen aufgezeigt werden.

Im Rahmen dieser Einführung wird der Fokus dabei einzig auf der Integrierten Versorgung nach § 140 a ff SGB V liegen. Die weiteren existierenden Formen integrierter Leistungserbringung, von den KVen unter dem Begriff „Integrative Versorgung" zusammengefasst, sollen hierbei aus Gründen der Vereinfachung nicht in Betracht gezogen werden.[435]

Die Legaldefinition der Integrierten Versorgung findet sich in § 140a SGB V, welcher in Absatz 1 festlegt:

---

[433] Vgl. Clade, H. (2004a), S. 158.

[434] Einen guten Überblick über die Thematik der Integrierten Versorgung bietet z.B. die Link- und Aufsatzsammlung der medizinischen Portalseite medinfoweb, nachzulesen unter URL: http://www.medinfoweb.de/intver.htm [Stand: 17.01.2005].

[435] Hierunter fallen neben der I.V. nach § 140a ff SGB V unter anderem Strukturverträge nach § 73a SGB V, Modellvorhaben nach §§ 63 ff. SGB V, ambulantes Operieren im Krankenhaus nach § 115b SGB V und die Hausarztzentrierte Versorgung nach § 73b SGB V. Für eine abschließende Aufstellung sei an dieser Stelle auf das Informationsmaterial zur I.V. der KVB in der Fassung vom 21.07.2004 verwiesen.

„Abweichend von den übrigen Regelungen dieses Kapitels können die Kranken-kassen Verträge über eine verschiedene Leistungssektoren übergreifende Versor-gung der Versicherten oder eine interdisziplinär-fachübergreifende Versorgung mit den in §140b Abs. 1 genannten Vertragspartnern abschließen. Soweit die Ver-sorgung der Versicherten nach diesen Verträgen durchgeführt wird, ist der Sicher-stellungsauftrag nach § 75 Abs. 1 eingeschränkt. Das Versorgungsangebot und die Voraussetzungen seiner Inanspruchnahme ergeben sich aus dem Vertrag zur in-tegrierten Versorgung."[436]

Die Integrierte Versorgung kann also definiert werden als eine durch den Gesetz-geber geforderte Versorgungsform zur arbeitsteiligen und strukturierten Zusam-menarbeit verschiedener am Gesundheitswesen beteiligter Leistungserbringer. Das vorrangige Ziel hierbei stellt die Überwindung von sektoralen Schnittstellen-problemen zwischen ambulanter und stationärer Versorgung sowie Rehabilitation und Pflege dar.[437] Durch eine verstärkte Vernetzung von Haus- und Fachärzten, ärztlichen und nicht ärztlichen Leistungserbringern sowie zwischen dem ambulan-ten und stationären Bereich soll die Qualität, Gesamt-Effizienz und die Wirt-schaftlichkeit in der Gesundheitsversorgung verbessert werden.[438]

Als unmittelbare Vertragspartner der Krankenkassen (nicht aber deren Verbän-de)[439] sind in § 140 a Abs. 1 vorgesehen:

- einzelne zur vertragsärztlichen Versorgung zugelassene Ärzte und Zahnärzte und einzelne sonstige zur Versorgung der Versicherten berechtigte Leistungs-erbringer und deren Gemeinschaften,
- Träger zugelassener Krankenhäuser, Träger von Vorsorge- und Rehabilitati-onseinrichtungen, ambulanter Reha-Einrichtungen oder deren Gemeinschaften,
- Träger von Medizinischen Versorgungszentren,
- Träger von Einrichtungen, die eine Integrierte Versorgung durch nach dem 4. Kapitel des SGB V berechtigte Leistungserbringer anbieten,

---

[436] § 140a Abs. 1 SGB V.

[437] Vgl. Wille, E. (2004), S. 3 – 4.

[438] Vgl. Kassenärztliche Vereinigung Bayerns (2004b), S. 1.

[439] Vgl. Kuhlmann, J.-M. (2004a), S. 417.

- Gemeinschaften der genannten Leistungserbringer und wiederum deren Gemeinschaften.

Obwohl diese Auswahl der Vertragspartner (v.a. die Einbeziehung von Managementgesellschaften[440] und der Ausschluss einer direkten Beteiligung der KVen[441]) viele interessante Kombinationsmöglichkeiten und Gestaltungsoptionen birgt, ist für unsere Betrachtung vor allem die explizit erwähnte Möglichkeit der Beteiligung von MVZ an Verträgen über die Integrierte Versorgung ausschlaggebend. Auf die daraus erwachsenden Chancen und Möglichkeiten wird im nachfolgenden Kapitel näher eingegangen werden.

Um neben der Erweiterung der möglichen Vertragspartner einen zusätzlichen Anreiz zu schaffen und der novellierten I.V. das Schicksal seiner bestenfalls verhalten erfolgreichen Vorgängerversion zu ersparen, hat der Gesetzgeber für die Startphase den Grundsatz der Beitragsstabilität ausgesetzt und darüber hinaus in § 140d SGB V eine Sonderregelung bezüglich der Anschubfinanzierung von Projekten der Integrierten Versorgung festgeschrieben.[442] Gemäß dieser Vorschrift hat jede Krankenkasse im Zeitraum 2004 bis 2006 Geldmittel in Höhe von bis zu 1 % der ärztlichen Gesamtvergütung sowie der Rechnungen der Krankenhäuser für voll- und teilstationäre Leistungen einzubehalten und zur Förderung von Projekten der I.V. auszuschütten.[443]

Die Feinheiten dieser Regelung (z.B. die Einrichtung einer gemeinsamen Registrierungsstelle für 140er Projekte, Verbot einer generellen Kürzung um 1 % ohne das Vorliegen konkreter I.V. Projekte aufgrund des Äquivalenz- und des Regionalprinzips[444], etc.) sollen an dieser Stelle ebenso wenig diskutiert werden wie die grundsätzliche Sinnhaftigkeit dieser Umverteilung von einer Tasche in die andere

---

[440]   Z.B. pharmazeutische Unternehmen, die nicht Leistungserbringer im Sinne des 4. Kapitels des SGB V sind oder Medizinproduktehersteller. Vgl. Vgl. Kuhlmann, J.-M. (2004a), S. 418.

[441]   Die KVB selbst propagierte anfänglich, dass sie als Interessensvertretungsgemeinschaft der Ärzteschaft dennoch als Vertragspartner an I.V. Verträgen beteiligt sein kann. Diese Auffassung wurde jedoch mittlerweile aufgrund einer geänderten strategischen Positionierung der KVB weitgehend abgeschwächt und nicht mehr öffentlich vertreten.

[442]   Vgl. Gerst, T. (2004).

[443]   Vgl. § 140d Abs. 1 Satz 1 SGB V.

[444]   Vgl. Biersack, K., Toepffer, C. (2004), S. 202.

und die daraus resultierenden Verwerfungen.[445] Für eine genauere Analyse dieser Sachverhalte sei deswegen auf andere, einschlägige Werke verwiesen, in welchen diese Fragen umfassend diskutiert werden. Im Rahmen unserer Betrachtung ist primär relevant, dass ein „Topf" („Drittes Budget") mit einem Umfang von etwa 680 Millionen Euro[446] jährlich geschaffen wurde, dessen Existenz verständlicherweise auf vielen Seiten Begehrlichkeiten weckte und das Interesse an Verträgen über I.V. stark beflügelte.[447] Sowohl auf der Seite der Vertragsärzte als auch auf der Seite der Krankenhäuser war die Absichtserklärung zu hören, sich den gekürzten Betrag aus dem jeweils eigenen Topf zurückzuholen und im Idealfall darüber hinaus einen Teil des Geldes „der anderen Seite" zu ergattern.

Die Schwierigkeit hierbei stellt deswegen häufig nicht mangelndes Interesse an der Integrationsversorgung dar (wo Geld zu holen ist, mangelt es daran höchst selten), sondern vielmehr an dem Umstand, dass die Krankenkassen sehr genau überlegen, mit welchen Leistungserbringern sie solche Verträge abschließen wollen.[448] Im Jahr 2004 war deswegen auch zu beobachten, dass die Verträge (und somit auch die Anschubfinanzierung) nicht nach dem klassischen Gießkannenprinzip sondern weitgehend sehr gezielt verteilt wurden. Die besten Aussichten hatten dabei Krankenhäuser und gut organisierte Kooperationsmodelle (z.B. das PNN in Nürnberg), Einzelärzte wurden hingegen nur in wenigen Ausnahmefällen berücksichtigt.[449]

5.2 Die Rolle der MVZ in der Integrierten Versorgung

Die Anforderungen des § 140a SGB V an die Integrierte Versorgung und die in § 95 SGB V niedergelegten Bedingungen bezüglich der Leistungserbringung in einem MVZ sind – wie eingangs im Rahmen der Grundlagen erläutert – nicht exakt deckungsgleich. So fordert die Integrierte Versorgung entweder eine interdisziplinär-fachübergreifende oder aber eine verschiedene Leistungssektoren über-

---

[445]   Vgl. Hartmannbund (2004b), S. 2 – 4.

[446]   Vgl. Schmidt, K. (2004).

[447]   Vgl. Ballast, T. (2004b), S. 222.

[448]   Vgl. Misslbeck, A. (2004).

[449]   Vgl. Clade, H. (2004), S. 2164.

greifende Versorgung. Die MVZ hingegen müssen in jedem Fall eine fachübergreifende Kompetenz aufweisen, eine bloße sektorenübergreifende Zusammenarbeit reicht in diesem Fall nicht aus.[450] Hieraus ist ersichtlich, dass die Anforderung an die MVZ die strengere von beiden und dabei gleichzeitig eine Schnitt-
menge der Anforderung an die Integrierte Versorgung darstellt (vgl. Abbildung 17).

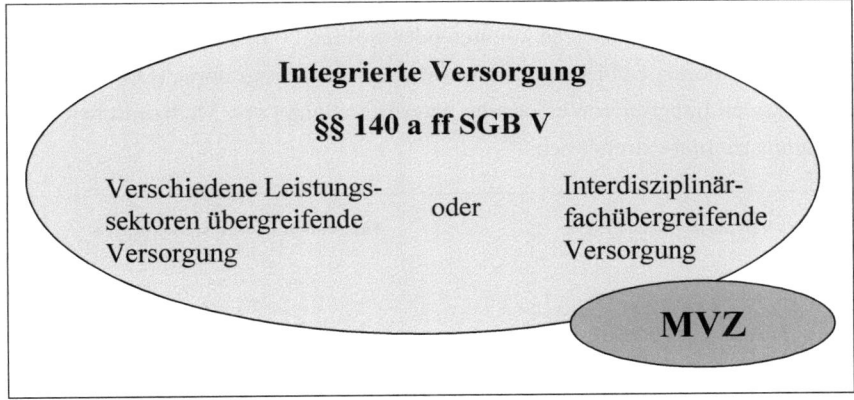

**Abbildung 17: Einordnung der MVZ in den Bezugsrahmen der Integrierten
Versorgung[451]**

Die Abbildung verdeutlicht, dass jedes MVZ schon allein aufgrund der Gründungsvoraussetzungen automatisch ein potentieller Teilnehmer an der Integrierten
Versorgung ist. Darüber hinaus kann ein MVZ seine Leistungen aber auch problemlos ohne Beteiligung an einem Vertrag über die I.V. erbringen, was durch die
nur teilweise Zuordnung zur Integrierten Versorgung graphisch veranschaulicht
wird.

Die MVZ befinden sich also bezüglich der Integrierten Versorgung in einer vorteilhaften Position. Da sie in jedem Fall fachübergreifend tätig sind (zum Vergleich: nur etwa 17 % der vertragsärztlichen Praxen sind Gemeinschaftspraxen
und davon wiederum verfügen lediglich 15 % über eine fachübergreifender Kompetenz im Sinne der Forderung des § 95 SGB V; vergleiche hierzu auch Abbil-

---

450   Vgl. § 140 Abs. 1 Satz 1 SGB V bzw. § 95 Absatz 1 Satz 2 SGB V.

dung 18)[452], zumeist über eine bessere Organisationsstruktur verfügen als die durchschnittliche Vertragsarztpraxis und im Idealfall auch durch ein betriebswirtschaftliches Management geführt werden, stellen sie für die Krankenkassen ungleich attraktivere Verhandlungspartner dar.[453] Darüber hinaus positionieren sich viele der neu gegründeten MVZ entlang bestimmter, gegenwärtig relevanter (und damit für Krankenkassen besonders interessanter) Behandlungspfade, was ihnen einen weiteren Vorteil gegenüber Mitbewerbern verschafft, die eine solche Neuausrichtung noch nicht umsetzen konnten oder wollten.[454] Besonders auf dem aktuell heiß diskutierten Gebiet der Disease-Management-Programme (DMPs) ist das Interesse an Integrierter Versorgung unter Beteiligung von Medizinischen Versorgungszentren extrem hoch.[455]

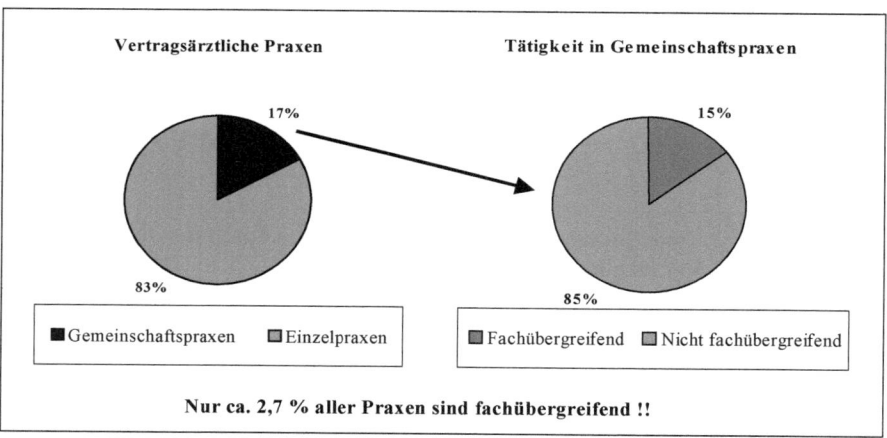

Abbildung 18: Fachübergreifende Kompetenz in deutschen Vertragsarzt-praxen[456]

Zusammenfassend lässt sich feststellen, dass die MVZ keinesfalls zwingend auf die I.V. angewiesen sind und – bei guter Positionierung auf dem Gesundheits-

451 Quelle: Eigene Darstellung.
452 Vgl. Lieschke, L. (2004), S. 9.
453 Vgl. Altendorfer, R. (2004).
454 Vgl. Hartmannbund (2004b), S. 4 – 5.
455 Vgl. Burfeind, W. (2003).
456 Quelle: Eigene Darstellung in Anlehnung an Lieschke, L. (2004), S. 9.

markt – auch sehr wohl ohne einen Vertragsabschluss über Integrierte Versorgung existieren und gedeihen können. Auch die MVZ können auf ein gutes, strategisch durchdachtes Konzept keinesfalls verzichten, aber wenn von Seiten der Gründer und Betreiber eines MVZ starkes Interesse an der Integrierten Versorgung besteht, so bieten die Versorgungszentren aufgrund ihrer Struktur eine aussichtsreiche Plattform, von der aus sich solcherlei Projekte verwirklichen lassen. Dass sich die Krankenkassen dieses Umstandes bewusst sind und die MVZ verstärkt in die Planung mit einbeziehen, kann in der Praxis bereits beobachtet werden. Ein konkretes Beispiel eines MVZ mit einem Vertrag über integrierte Versorgungsleistungen wird im nachfolgenden Kapitel näher vorgestellt werden.

6 Beispiele aktueller MVZ Projekte

6.1 MVZ Ober-Scharrer in Nürnberg und Fürth

6.1.1 Gründung und Zulassung

Zum dritten Quartal 2004 wurden in Mittelfranken drei MVZ zugelassen, zwei davon unter der Leitung von Herrn Dr. med. Manuel Ober und Herrn Dr. med. Armin Scharrer. Diese beiden Versorgungszentren können somit zu der ersten Welle gegründeter MVZ bayern- aber auch bundesweit gezählt werden, und sollen deswegen beispielhaft etwas näher beleuchtet werden.[457]

Beide Versorgungszentren sind im Großraum Nürnberg angesiedelt und befassen sich schwerpunktmäßig mit der vertragsärztlichen Versorgung der Patienten auf dem Gebiet der Augenheilkunde.[458] Insgesamt sind in beiden MVZ etwa zehn angestellte Ärzte tätig, die fachübergreifende Kompetenz wird in einem Fall durch die Einbeziehung einer Anästhesistin (MVZ Fürth), im anderen Fall durch die Einbindung eines Allgemeinarztes gewährleistet. Die gesetzlich geforderte ärztliche Leitung wurde im Fall des MVZ in Fürth von den Gründern Dr. Ober und Dr. Scharrer übernommen während das Nürnberger MVZ unter der Leitung von zwei in diesem MVZ angestellten Ärzten steht. Die Genehmigung der Anstellung der Ärzte in beiden MVZ konnte unproblematisch erwirkt werden, da alle Ärzte die erforderliche Eintragung ins Arztregister nachweisen konnten und bereits über Zulassungen als Vertragsärzte in den jeweiligen Planungsbereichen verfügten. Durch einen Verzicht auf die eigene Zulassungen gemäß § 103 Abs. 4a Satz 1 Halbsatz 1 SGB V zugunsten der beiden neu gegründeten MVZ konnten die bestehenden Zulassungsbeschränkungen für Augenärzte in den Planungsbereichen gemäß § 103 Abs. 1 Satz 2 SGB V umgangen werden, da in solch einem Fall die Genehmigung der Anstellung der verzichtenden Ärzte im Rahmen einer gesetzlichen Ausnahmeregelung verbindlich vorgeschrieben ist.

---

[457] Die nachfolgenden Aussagen sind die Zusammenfassung eines mündlich geführten Interviews mit dem Mit-Gründer Dr. med. M. Ober vom 29.10.2004.

[458] Die MVZ befinden sich in den Planungsbereichen Fürth Stadt (Moststraße 12, 90762 Fürth) und Nürnberg Stadt (Neumeyerstraße 48, 90411 Nürnberg).

Beide MVZ haben die eingebrachten Zulassungen teils mit Anstellungen in Vollzeit (entspricht 40 Stunden / Woche), teils mit Anstellungen in Teilzeit ausgefüllt,
wobei gemäß den gesetzlichen Vorschriften die Gesamtheit der erbrachten Stunden nicht das aus den Zulassungen ergebende Kontingent überschreiten durfte.
Besonders interessant ist dabei ein Modell, in welchem einige der angestellten
Ärzte ihre Leistungen sowohl im Nürnberger als auch im Fürther MVZ erbringen,
also beispielsweise mit 20 Stunden pro Woche (entspricht dem Anrechnungsfaktor 0,5 auf die Bedarfsplanung) in Nürnberg tätig sind und die anderen 20 Stunden
in Fürth. Diese geschickte Nutzung der für MVZ geltenden Regelungen wird im
Kapitel 6.1.2 noch einmal aufgegriffen und näher beleuchtet werden.

Aufgrund bisher nicht abschließend geklärter Aspekte in der Abrechnung, wurden
sowohl die MVZ selbst als auch die im MVZ tätigen Ärzte von der KVB zur individuellen Kennzeichnung der von ihnen erbrachten Leistungen verpflichtet.
Diese Kennzeichnung soll angesichts der noch nicht erfolgter Umsetzung der
MVZ in den vertragsärztlichen Normen (z.B. Bundesmantelvertrag) die nachvollziehbare Zuordnung der Leistungen zu den einzelnen Leistungserbringern gewährleisten, soweit diese für abrechnungs- oder prüfungsrelevante Sachverhalte
(z.B. Überprüfung der Einhaltung der Fachgebiete, Plausibilitätsprüfung) zum gegenwärtigen Zeitpunkt als notwendig erachtet wurden.[459] Diese Auflage wurde
von beiden MVZ durch die Nutzung einer modernen Abrechnungssoftware erfüllt, welche die geforderte Leistungskennzeichnung unterstützt.[460]

Zusammenfassend kann gesagt werden, dass sowohl die Gründung als auch die
Zulassung der beiden MVZ aufgrund der sorgfältigen Vorbereitung und der
Rechtsberatung durch eine auf Medizinrecht spezialisierte Fürther Rechtsanwaltskanzlei trotz ungeklärter rechtlicher Fragen vergleichsweise schnell und unkom-
pliziert erfolgen konnte. Auch nach der ersten Abrechnung (3. Quartal 2004) gab
es offenbar keine größeren Probleme, so dass der Vorgang als Ganzes mit den üb-

---

[459] Vgl. Anlage E: Musterbeschluss des Zulassungsausschuss Ärzte Mittelfranken vom 16.06.2004.
[460] Mündliche Auskunft durch Dr. med. M. Ober im Rahmen eines Interviews vom 29.10.2004.

lichen Einschränkungen[461] als Referenzbeispiel für eine geglückte Einführung dieser neuen Versorgungsform betrachtet werden kann.

6.1.2 Drei Monate MVZ – Ein Zwischenfazit

Die zum 01.07.2004 gegründeten MVZ blicken mittlerweile auf das erste Abrechnungsquartal zurück, welches allen Unkenrufen zum Trotz weitestgehend ohne Schwierigkeiten gemeistert werden konnte. Hilfreich war dabei zweifelsfrei der Umstand, dass die MVZ in beiden Fällen bereits vorher erfolgreich in der den Versorgungszentren sehr ähnlichen Kooperationsform einer Gemeinschaftspraxis geführt worden waren, so dass die MVZ eher eine neue Organisationsform mit erweiterten Gestaltungsspielräumen darstellten als eine weit risikobehaftetere Neugründung (green-field-investment)[462].

Als Motivation für die Gründung der Versorgungszentren wurden von Seite der beiden Gründer und Betreiber der MVZ vor allem drei Punkte genannt[463]:

- Integration zweier bestehender Institutionen unter dem Dach einer Trägergesellschaft
- Nutzung der erweiterten Möglichkeiten der MVZ in Bezug auf effektiveres Personalmanagement
- Trennung der Bereiche Administration und ärztliche Tätigkeit

So wurden einerseits die beiden bereits existierenden Gemeinschaftspraxen unter dem Dach der Trägergesellschaft der MVZ zusammengeführt und andererseits die Administration beider Versorgungszentren (z.B. Terminvergabe, Dienstpläne, etc.) zentralisiert. Gleichzeitig wurden, wie weiter oben bereits erwähnt, die Möglichkeiten des Personalmanagements voll ausgeschöpft, um eine optimale Aufteilung der beschäftigten Ärzte auf die beiden Standorte zu gewährleisten. War vor-

---

[461] Gemeint ist hiermit die unterschiedliche Handhabung kritischer Fragen durch die KVen der Länder sowie die heterogenen Grundvoraussetzungen der Gründung bzw. Zulassung eines MVZ.

[462] Unter einem „green field investment" versteht man den kompletten Neuaufbau einer Organisation, wohingegen der Gegenbegriff des „brown field investment" vom Umbau bzw. der Erweiterung bestehender Strukturen ausgeht, durch welche u. U. sich gewisse Restriktionen in Bezug auf die Gestaltungsmöglichkeiten ergeben. Vgl. Holtbrügge, D., Welge, M. (2001), S. 127 – 128.

[463] Die folgenden Aussagen sind die Zusammenfassung eines persönlichen Gesprächs mit Dr. med. M. Ober vom 29.10.2004.

her z.b. die Beschäftigung eines hochqualifizierten und -spezialisierten Augenarztes aufgrund der geringen Fallzahl in dieser Indikation an einem einzelnen Standort nicht kostendeckend möglich, so bietet eine anteilige Beschäftigung in zwei (oder u.U. später auch mehreren) MVZ eine elegante Möglichkeit, sowohl wirtschaftliche als auch medizinische Überlegungen in harmonischer Art und Weise und ohne erhöhten administrativen Aufwand unter einen Hut zu bringen.

Erleichtert wurde die Umwandlung in ein MVZ durch die einhellige Bereitschaft der anderen Ärzte, zugunsten einer Anstellung in den MVZ sowohl auf ihre Freiberuflichkeit als auch auf die eigene Zulassung zu verzichten. Als Hauptgründe für diese positive Einstellung gegenüber der Umwandlung in ein MVZ wurde ein gewachsenes Vertrauen zwischen den verschiedenen Ärzten des MVZ ebenso genannt wie die Aussicht, sich in Zukunft ohne das finanzielle Risiko auf die ärztliche Tätigkeit konzentrieren zu können.

Die Problematik, die von den noch ungeklärten Sachverhalten rund um den Themenkomplex MVZ ausgeht, ist den Betreibern größtenteils bewusst und wird als kalkulierbares Übel hingenommen. Die zukünftigen Auswirkungen kommender Regelungen werden in Zusammenarbeit mit der beratenden Rechtsanwaltskanzlei bestmöglich antizipiert. So wird die voraussichtliche, ungünstige Auswirkung des EBM 2000+ auf gewisse Abrechnungsbereiche[464] ebenso hingenommen wie die nicht vollständige Übernahme der vom Deutschen Ärztetag beschlossenen novellierten MBO-Ä durch den Bayerischen Ärztetag (siehe Kapitel 2.7.3) und die Auflagen der Kassenärztlichen Vereinigungen (z.B. Kennzeichnungspflicht, siehe oben). Um eventuelle, im schlimmsten Fall bestandsgefährdende Rechtsstreite in der Zukunft zu verhindern, wurden auch andere kritische Gebiete wie beispielsweise der Fortbestand der MVZ bei Vererbung der Anteile im Todesfall eines Betreibers an einen Nicht-Leistungserbringer (siehe Kapitel 4.3.3) und die ungeklärte Frage der Abrechnung von Privatleistungen (siehe Kapitel 2.3.4) präventiv explizit vertraglich geregelt. Im letztgenannten Fall entzieht sich das MVZ dem noch ungeklärten Sachverhalt der Erstattungspflicht der Privaten Krankenversicherungen gegenüber den MVZ, indem es selbst ausschließlich Kassenpatienten

---

464   Vgl. die Ausführungen in Kapitel 4.3.2.

behandelt, während die Privatpatienten von einer anderen Gesellschaft in der Rechtsform einer GbR versorgt werden.

Als eine von wenigen Einrichtungen konnte die Betreibergesellschaft der MVZ mit der AOK Bayern einen Vertrag über eine Integrierte Versorgung gemäß Art. 140 SGB V abschließen, der auch aus dem Topf der Anschubfinanzierung gefördert wird. So sollen in der Zukunft auf dem Gebiet der ambulanten und stationären Netzhaut- und Glaskörperchirurgie verbindlich vereinbarte Behandlungspfade zu einer effizienteren Versorgung der Patienten beitragen. Als Kernelemente des Behandlungspfades wurden strengere Regelungen zur Qualitätssicherung einerseits und eine eng verzahnte, effiziente elektronische Kommunikation zwischen Zuweisern und Nachsorgeeinrichtungen andererseits verpflichtend vorgeschrieben.

Auch wenn eine abschließende Bewertung über Erfolg oder Misserfolg mit Sicherheit erst mittel- bis langfristig erfolgen kann, erscheint die hier kurz skizzierte Gründung zweier „Pionier-Versorgungszentren" bemerkenswert zielstrebig und konsequent. Ob die hohen Ziele und Erwartungen allein durch eine durchdachte und frühzeitige Positionierung erfüllt werden können wird die Zukunft zeigen, hängt die zukünftige Entwicklung doch nicht zuletzt maßgeblich von den Rahmenbedingungen des Gesundheitswesens und den zukünftigen Regelungen in Bezug auf die MVZ ab.

6.2 Weitere Beispiele für geplante MVZ

6.2.1 Uniklinik Hamburg

Ein Beispiel für eine geplante Umsetzung im Sinne der ursprünglichen Intention hinter den medizinischen Versorgungszentren kann im Großraum Hamburg gefunden werden. Das in Hamburg ansässige Universitätsklinikum Hamburg-Eppendorf hat Kooperationsverträge mit nahe gelegenen Kliniken in Schleswig Holstein geschlossen. Ein erklärtes Ziel dieser Kooperation ist hierbei, eine konstant wachsende Zahl von niedergelassenen Ärzten durch die Gründung angeschlossener MVZ in die Patientenversorgung durch die Kliniken zu integrieren.[465] Der Schwerpunkt soll hierbei in der Anfangsphase auf einer Zusammenarbeit mit niedergelassenen Urologen und Dermatologen liegen, welche im Rahmen eines neu einzuführenden ambulanten Operationssystems in enger fachlicher als auch räumlicher Zusammenarbeit mit dem jeweils zuständigen Krankenhaus ambulante, vertragsärztliche Leistungen erbringen sollen.

Wie bei den meisten MVZ Projekten unter Beteiligung von Krankenhäusern ist aber auch dieses Projekt bisher nicht merklich über die Phase der strategischen Planung hinausgekommen, so dass abzuwarten bleibt, inwieweit die geplanten Umstrukturierungen zur Angliederung der MVZ auch wirklich in die Praxis umgesetzt werden.

6.2.2 MVZ Kiel

Bereits seit Anfang 2005 realisiert ist hingegen ein MVZ in Kiel, in welchem sich ein privates Klinikum, elf ärztliche Praxen und darüber hinaus weitere Leistungserbringer zu einem der größten bisher gegründeten Versorgungszentren zusammengeschlossen haben. In dem in der Rechtsform einer (in Schleswig-Holstein zulässigen) GmbH organisierten MVZ sind neben den klassischen Leistungserbringern Vertragsärzte und Krankenhaus auch eine Apotheke, ein Sanitätshaus und eine Praxis für Physiotherapie integriert, die zu einer umfassenden Versorgung der Patienten aus einer Hand beitragen sollen.[466] Erwartet werden jährlich mehr als 50.000 ambulante und etwa 6.000 stationäre Patienten, die von den beteiligten Leistungserbringern gemeinschaftlich versorgt werden.[467]

Wie bei den meisten MVZ der ersten Generation waren auch in diesem Fall günstige Ausgangsbedingungen maßgebliche Entscheidungskriterien zugunsten einer solchen Kooperation. So gab es bereits vor der Gründung bereits eine eng verzahnte Zusammenarbeit zwischen den verschiedenen Leistungserbringern, die jetzt unter dem Dach des MVZ weiter ausgebaut werden sollen. Die Hauptziele, die durch die Umwandlung in ein MVZ erreicht werden sollen, sind ein Quer-

---

[465] Vgl. Facharzt.de (2004a).

[466] Vgl. Schnack, D. (2005).

[467] Vgl. http://www.lubinus-klinik.de/gruppe/info_center_pressespiegel_mvz2.shtml .

schnitt durch die in den vorangegangenen Kapiteln dargestellten Vorteile. So soll einerseits nach außen hin ein gemeinschaftliches Auftreten unter einem einheitlichen Logo dem Patienten das Gefühl einer organisatorischen Einheit vermitteln, während im Innenverhältnis die bereits im Beispiel des MVZ Ober-Scharrer aufgezeigten Kooperationsvorteile (z.B. gemeinsame Personalplanung, einheitliche Behandlungsleitlinien) genutzt werden sollen.[468]

Auch die von Ärzten oft gefürchtete Ausnutzung einer dominanten Machtposition innerhalb eines gemischten MVZ unter Beteiligung eines Krankenhauses durch dieses (vgl. 4.2.2.) scheint in diesem Fall einmal mehr nicht stattzufinden. Wie an entsprechender Stelle ausgeführt, setzt das Krankenhaus auch in diesem Szenario auf eine partnerschaftliche Beziehung zu den beteiligten Vertragsärzten und sucht den Dialog mit den niedergelassenen Ärzten der Umgebung, um eine möglichst breite Basis für seine zukünftige Tätigkeit in der Region zu schaffen.[469]

Diverse offene Rechtsfragen und ungeklärte Sachverhalte erschweren auch in diesem Fall die Gründung und konnten bis zur Aufnahme der Tätigkeit nicht abschließend beantwortet werden. Bezüglich besonders kritischer Einzelaspekten (z.B. dem Streit über eine eventuelle Umsatzsteuerpflicht der ärztlichen Tätigkeit im MVZ) konnte die benötigte Planungssicherheit jedoch durch die Einholung von verbindlichen Auskünften der örtlichen Behörden sichergestellt werden. Somit ist die Gründung von Medizinischen Versorgungszentren auch im Jahr 2005, mehr als zwölf Monate nach ihrer Einführung durch das GMG, alles andere als Routine. Aber zumindest – und das ist ein wichtiger Schritt in Richtung eines langfristigen Erfolges der neuen Versorgungsform MVZ – sind mittlerweile kleine „Trampelpfade" durch den Dschungel der Rechtsunsicherheiten zu erkennen, an denen sich gründungswillige Leistungserbringer zumindest grob orientieren können und bei deren Beschreiten sich zumindest einige der zahllosen Fallstricke und Fußangeln umgehen lassen.

---

[468]   Vgl. Schnack, D. (2005).
[469]   Vgl. Schnack, D. (2005).

7 Fazit und Ausblick

7.1 MVZ – ein aussichtsreiches Experiment ...

Angesichts der auf den vorangegangenen Seiten dargestellten, nahezu unüberblickbaren Masse an Gestaltungsmöglichkeiten und Handlungsoptionen für die MVZ fällt es vergleichsweise leicht, die Einordnung der Versorgungsform MVZ als ebenso gewagtes wie aussichtsreiches Experiment auf der „Spielwiese Gesundheitswesen" nachzuvollziehen.

Dass das deutsche Gesundheitswesen Reformen dringend benötigt, steht angesichts leerer Kassen und konstant steigender Ausgaben für Gesundheitsleistungen außer Frage.[470] Neben den vor allem kurzfristig wirksamen „Notfallpflastern" (z.B. höhere Zuzahlungen für Arzneimittel oder Reduzierung des Katalogs der erstattungsfähigen Arzneimittel) bedarf es hierbei aber auch mittel- bis langfristig ausgerichteter, strategischer Maßnahmen.[471] Das zum 01.01.2004 in Kraft getretene GMG hat sich (neben anderen Schwerpunkten) die „Weiterentwicklung der Versorgungsstrukturen" zum Ziel gesetzt, wozu neben der Neuregelung der Integrierten Versorgung im Rahmen des § 140 ff SGB V vor allem die Einführung der im Rahmen dieser Arbeit analysierten Medizinischen Versorgungszentren zu zählen ist.[472]

Dass es sich hierbei nicht um einen Selbstläufer mit Erfolgsgarantie handelt und längst nicht alle hochtrabenden Erwartungen und schöngerechneten Einsparprognosen erfüllt werden können, haben bereits vorangegangene Reformen mit ähnlichen Zielsetzungen gezeigt.[473] So haben beispielsweise die durch das 2. GKV-Neuordnungsgesetz von 1997 eingeführten Modellvorhaben nach §§ 63 ff. SGB V und die Strukturverträge nach § 73a SGB V nie wirklich die erhoffte Signalwirkung erzielen können und waren eher Randerscheinungen des deutschen Gesundheitswesens als innovative Impulsgeber.[474] Die mit umfangreichen Vor-

---

[470] Vgl. Zielinski, H.-J. (2004), S. 1 – 2.

[471] Vgl. Oschmann, S. J. (2004).

[472] Vgl. KKF (2004), S. 8.

[473] Vgl. Beske, F. (2004), S. 1935 – 1936.

[474] Vgl. Quaas, M. (2004).

schusslorbeeren ausgestatteten Praxisnetze konnten ungeachtet anfänglich enthu-
siastischer Reaktionen die in sie gesetzten Hoffnung nicht erfüllen und auch die
Integrierte Versorgung konnte sich in ihrer ursprünglichen Form aufgrund des sie
umgebenden Regelungsdschungels niemals wirklich durchsetzen.[475] Selbst die oft
als (zumindest mittelbarer) Einfluss auf die Einführung der deutschen MVZ genannten, fortschrittlichen HMO-Modelle in der Schweiz, die immerhin seit fast 10
Jahren im Einsatz sind, haben noch immer mit eingeschränkter Beteiligung zu
kämpfen und tun sich zum Teil schwer, effektiv verwirklichte Effizienzgewinne
zu präsentieren.[476]

All diese Beispiele belegen, dass Reformen dieser Art aufgrund der zahllosen bekannten und v. a. unbekannten Einflussfaktoren keineswegs bis ins Detail planba-
re Maßnahmen sind, sondern vielmehr einem groß angelegten Experiment „in
freier Wildbahn" ähneln. Im Rahmen der Erprobung eines neuen Konzeptes werden die grundlegenden Rahmenbedingungen geringfügig verändert und die Reaktionen abgewartet, bevor (wie im Fall der Integrierten Versorgung) bei Bedarf
nachgebessert wird. Diese (nur auf den ersten Blick dilettantische) Herangehens-
weise führt zwangsläufig zu einem gewissen rechtlichen Vakuum und bringt gewisse Reibungsverluste durch die Notwendigkeit zu Anpassung und Novellierung
bestehender Strukturen mit sich. Aber im Sinne des alten Sprichwortes „Wer stehen bleibt, fällt zurück" sind iterative Anpassungen und Weiterentwicklungen
immer noch besser, als das bestehende System aus Gründen der Bequemlichkeit
und Gewöhnung gar nicht weiterzuentwickeln.

Und der Gesetzgeber hat aus den vergangenen, nur mäßig erfolgreichen Versuchen zumindest ansatzweise dazugelernt. So wurden die Neuerungen jeweils mit
diversen monetären und nicht-monetären Anreizen verbunden, um einerseits ihre
Attraktivität zu steigern und andererseits den Innovatoren eine Gegenleistung für
das von ihnen übernommene Pionierrisiko bieten zu können.[477] Sei es die von vielen begehrlich beäugte Anschubfinanzierung der Integrierten Versorgung oder die
erweiterten Möglichkeiten des MVZ (inklusive der bereits ausführlich dargestell-

---

[475] Vgl. Knieps, F. (2003), S. 283 – 284, und Burfeind, W. (2003).
[476] Vgl. Liebscher, S. (2004).
[477] Vgl. Burfeind, W. (2003).

ten Sonderregelung, die der Gründergeneration nach nur fünf Jahren eine Wiederzulassung trotz Zulassungsbeschränkungen garantiert), den neuen Versorgungsstrukturen wurde einiges an Vergünstigungen mit auf den Weg gegeben.

Grundsätzlich gibt es an den Vorteilen von kooperativen oder gar vernetzten
Strukturen kaum einen ernsthaften Zweifel. Allzu oft hinkt die Praxis dem theoretisch machbaren hinterher, sei es auf dem Gebiet des elektronischen Datentrans-
fers, der durch die neuen Kommunikationsmedien stark vereinfachte Möglichkeiten zum Austausch von Erfahrungen und Fachwissen oder der organisatorischen
Anpassung an die Erfordernisse einer sich wandelnden Gesellschaft. Angesichts
dessen erscheint ein vergleichsweise drastischer Einschnitt wie die Einführung
der MVZ mit ihren erweiterten organisatorisch-rechtlichen Möglichkeiten als
willkommene Gelegenheit, um aus den eingefahrenen Bahnen auszubrechen und
im Rahmen der Neupositionierung auf dem Gesundheitsmarkt auch gleich andere,
veraltete oder ineffizient gewordene Strukturen und Abläufe über Bord zu werfen.
Ob diese Neupositionierung schlussendlich in Form einer Beteiligung an einem
Praxisnetz, durch einen Vertrag über die Integrierte Versorgung, die Erprobung
eigener Kooperationskonzepte oder durch die Gründung bzw. Beteiligung an einem MVZ geschieht, ist dabei abhängig von der individuellen Ausgangssituation
und für die Gesamtbewertung eher nachrangig.[478] In erster Linie wichtig ist die
Tatsache, dass sich nach und nach überhaupt etwas verändert und weiterentwickelt, wie auch das in vielen Variationen verbreitete Sprichwort besagt: „Wer
nicht wagt, den nächsten Schritt zu machen, der wird nicht stolpern. Aber er wird
ebensowenig jemals vorankommen".

7.2   ... mit ungewissem Ausgang.

Trotz aller Freude darüber, dass durch das GMG allgemein und die MVZ im speziellen Bewegung in den in der Vergangenheit weitgehend starren Sektor der ambulanten vertragsärztlichen Versorgung gekommen ist, dürfen jedoch im Rahmen
einer weitgehend neutralen Betrachtung auch die Schattenseiten nicht verschwiegen werden.

---

[478]   Vgl. Schade, H.-J. (2004).

Das GMG ist – wie fast alle Gesetze und Reformen der letzten Jahre – geprägt von einer Vielzahl von Kompromissen, vom Einfluss der Lobbyisten der verschiedenen Interessengruppen und von in ihrer Tragweite nicht bis zum Ende durchdachten Regelungen, die sich in der Praxis entweder als zu sperrig herausstellen, den Regelungsumfang weiter erhöhen oder aber durch rechtliche Grauzonen unerwünschte Schlupflöcher bieten.[479] So hat sich durch die vergleichsweise kurzfristige Aufnahme der Vertragsärzte und des dazugehörigen „berufsrechtlichen Ballasts"[480] in den ursprünglichen Entwurf, der nur angestellte Ärzte vorsah, ein Geflecht aus verschiedenen Regelungen und Zuständigkeiten gebildet, welches am besten mit dem Begriff „Wirrwarr" umschrieben werden kann. Landesrechtliche Regelungen stehen hier z.T. im Widerspruch zum bundesrechtlichen SGB V, die novellierte MBO-Ä wird in manchen Bundesländern vollständig, in anderen nur teilweise übernommen und auch ein Jahr nach der Einführung der MVZ sind diverse aktuelle, aber auch viele in der Zukunft relevante Fragestellungen (z.B. Vorteilhaftigkeit der MVZ angesichts des neuen EBM 2000+) nicht abschließend geklärt. Was sich bildet ist ein mehr oder minder stark fragmentierter Fleckenteppich, der sich (wenn überhaupt) erst nach und nach zu einer Einheit zusammenfügen wird.

Für gründungswillige Ärzte und sonstige Leistungserbringer bedeutet dieser unangenehme Zustand auf der einen Seite mangelnde Planungssicherheit und andererseits, dass ohne umfangreiche qualifizierte (und damit zwangsläufig kostspielige) rechtliche Beratung die Gründung bzw. der Betrieb eines MVZ bestenfalls nach dem „Prinzip Hoffnung" stattfinden kann.[481] Zwar kristallisieren sich zunehmend weitestgehend geklärte Teilaspekte heraus, die als Planungs- und Kalkulationsgrundlage Verwendung finden können, aber es wird noch einige Zeit dauern, bis die Gründung eines MVZ routinemäßig und ohne den derzeit erforderlichen hohen Beratungsaufwand erfolgen kann. Kritische Stimmen mahnen deswegen bereits, die neue Integrierte Versorgung und auch die MVZ nicht durch schleppende Umsetzung wie im Fall der ursprünglichen I. V. im Jahr 2000 zu einem Thema für Kongresse und Podien verkommen zu lassen, das bestenfalls in

---

[479]   Vgl. Dalichau, G. (2004), S. 202.
[480]   Dierks, C. (2004c).

Einzelprojekten umgesetzt wird und niemals eine wirkliche Weiterentwicklung der Versorgungsstrukturen oder vom Patienten wahrgenommene Verbesserungen zu generieren vermag.[482]

Nicht verschwiegen werden soll an dieser Stelle auch die Gefahr der verschleierten Ausgabenerweiterung, die Hand in Hand mit den zuvor beschriebenen Unsicherheiten und notwendigen Veränderung einhergeht. Wie bei allen Experimenten besteht auch bei der Weiterentwicklung der Versorgungsstrukturen des deutschen Gesundheitswesens eine gewisse Wahrscheinlichkeit des teilweisen oder auch des vollständigen Scheiterns. So wird mit Sicherheit ein bestimmter Teil des in die neuen Versorgungsformen investierten Geldes (zu nennen ist hier insbesondere die 1 % Anschubfinanzierung[483] für die Integrierte Versorgung, die an anderer Stelle im Gesundheitswesen fehlen wird) ohne irgendeine positive Auswirkung auf das Gesundheitswesen versickern. Selbst die aus den erfolgreich gegründeten neuen Versorgungsformen erwachsenden Vorteile für das deutsche Gesundheitswesen sind in ihrer Qualität und Quantität kaum abzuschätzen. So werden selbst Vorzeigeprojekte neuer Versorgungsstrukturen wie beispielsweise das PNN in Nürnberg beständig kritisch hinterfragt und der Sinn solcher Innovationen vor allem aufgrund des finanziellen Mehraufwandes in Zeiten knapper Kassen bemängelt.[484]

Zuletzt steht auch außer Frage, dass bei Experimenten wie der Weiterentwicklung der Versorgungsstrukturen immer auch ein gewisses Missbrauchsrisiko besteht. Es wäre blauäugig anzunehmen, dass ein Großteil der Leistungserbringer sich einzig und allein aus Gründen der Ethik und zur Steigerung des Patientenwohles an eine risikobehaftete Neugründung bzw. Umwandlung wagen würde. Denn auch wenn diese intrinsischen Motive mit Sicherheit einen gewissen Einfluss haben können, stellt dennoch in den meisten Fällen eine Verbesserung der eigenen (wirtschaftlichen) Position die primäre Motivation hinter dem Willen zur Verän-

---

481 Vgl. Grubitzsch, J. (2004).
482 Vgl. Ballast, T. (2004b), S. 221.
483 Für ausführlichere Informationen über die Thematik der Anschubfinanzierung zur Integrierten Versorgung sei auf § 140d SGB V verwiesen.
484 Vgl. Jelenik, A. (2004)

derung dar.[485] Hierbei sind die Grenzen zwischen der vom Gesetzgeber beabsichtigten und gewollten Förderung solcher Entwicklungen und der missbräuchlichen Bereicherung durch Abzweigung der Mittel ohne reale Verbesserung der Versorgungssituation fließend und kaum zu überwachen. Bestenfalls kann versucht werden durch die Festlegung einheitlicher Standards und durch das Gegensteuern von Fehlentwicklungen derartigen Missbrauch zu minimieren oder zumindest einzudämmen.

Zusammenfassend lässt sich feststellen, dass das Experiment „MVZ" trotz aller Erfolgspotentiale und Weiterentwicklungsaussichten auch einen großen Berg an Problemen und Unsicherheitsfaktoren vor sich herschiebt. Diese werden einzeln und für sich genommen die in Gang gekommene Entwicklung kaum ernsthaft gefährden, sind aber in ihrer Gesamtheit durchaus ein nicht zu vernachlässigender Faktor, der die angepeilten Verbesserungen durch die Einführung der MVZ merklich verzögern und in ihrem Ausmaß schmälern könnte. Der erste Schritt dies zu verhindern, nämlich die Identifikation der Problematik und ein Aufzeigen der möglichen negativen Folgen, ist in Fachkreisen bereits erfolgt. Ob dies auch konsequenterweise zu konkreten Bemühungen in der Praxis führt, derartige Fehlentwicklungen frühzeitig zu stoppen, bleibt abzuwarten.

7.3   Schlusswort

Eine der grundlegenden Zielsetzungen dieser Ausarbeitung war es, ein realitätsnahes und – soweit das zum gegenwärtigen Zeitpunkt möglich erschien – umfassendes Bild von der neuen Versorgungsform der Medizinischen Versorgungszentren aufzuzeigen. Hierbei wurde großer Wert darauf gelegt, weder die durchaus vorhandenen Erfolgspotentiale unkritisch und unreflektiert zu betrachten, noch die zahlreichen Schattenseiten und ungelösten Fragestellungen in blinder Veränderungseuphorie zu kurz kommen zu lassen.

Die MVZ sollten vielmehr als das Konstrukt dargestellt werden, als welches der Autor sie im Rahmen von umfangreicher theoretischer und praktischer Beschäfti-

---

[485]   Vgl. Zielinski, H.-J., S. 2 – 3.

gung mit dem Sachverhalt kennen gelernt hat: als komplexes und innovatives
Konzept, dessen Entwicklung und Erfolg aber in einem noch nicht abzusehenden
Maße durch rechtliche Unsicherheiten, Kompetenzgerangel und Probleme in der
praktischen Umsetzung gefährdet wurde und auch heute noch wird.

Es wird voraussichtlich noch einige Zeit dauern, bis die Medizinischen Versorgungszentren in großem Stil auf den deutschen Gesundheitsmarkt drängen werden. Die großen Klinikketten benötigen Zeit für detaillierte Planung und werden
ihr Engagement auf dem Feld der MVZ vermutlich erst nach reiflicher Überlegung (oder bei entsprechendem Handlungsdruck durch direkte Konkurrenten)
ausweiten. Unter der Ärzteschaft herrscht gegenwärtig noch eine relativ große
Verunsicherung bezüglich der Vorteilhaftigkeit von MVZ und der Auswirkung
dieser neuen Versorgungsform auf den ambulanten Sektor allgemein vor. Bisher
haben vor allem solche Ärzte bereits ein MVZ gegründet, die von vornherein über
eine günstige Ausgangsposition (z.B. eng kooperierende Gemeinschaftspraxen)
verfügten. Generell ist bei der Ärzteschaft zwar ein sehr starkes Interesse und ein
hoher Informationsbedarf zu dieser Thematik zu verzeichnen, die Zahl der tatsächlichen Gründungen von MVZ hinkt jedoch im Vergleich dazu aus den bereits
mehrfach genannten Gründen stark hinterher. So wurden bis zum 3. Quartal 2004
laut Angaben der Kassenärztlichen Bundesvereinigung insgesamt 41 Medizinische Versorgungszentren bewilligt, wovon knapp die Hälfte (siebzehn Stück) bereits ihre Arbeit aufgenommen haben. Weitere 88 MVZ befanden sich zum Zeitpunkt der Erhebung noch in der Zulassungsphase, was angesichts von etwa
115.000 in der vertragsärztlichen Versorgung tätiger Ärzte eine vergleichsweise
überschaubare Anzahl darstellte.[486] Im Laufe des Jahres 2004 wurden insgesamt
70 Versorgungszentren zugelassen und auch 2005 wurden zahlreiche weitere An-
träge gemeldet, so dass die Zahl der Versorgungszentren bis Mitte 2005 auf knapp
100 (davon 36 allein in Bayern) angestiegen ist.[487] Diese Entwicklung verdeutlicht, dass viele der grundsätzlich interessierte Leistungserbringer sich zunächst
noch auf bekannte und bewährte Formen der Leistungserbringung stützen und
sich erst nach der Orientierungsphase, auf der Basis fundierter Erfahrungswerte

---

[486]   Vgl. Kassenärztliche Bundesvereinigung (2004), S. 300.
[487]   Vgl. PROH Med-Jus (2005), S.4, und Kassenärztliche Vereinigung Bayerns (2005), S. 12.

der Pioniere und der Klärung eines Großteils der unsicheren rechtlichen Aspekte, für oder gegen diese neue Versorgungsform entscheiden werden.

Ob sich die MVZ letztendlich in dieser Form durchsetzen können und das von der Regierung bereits heute gefeierte Erfolgsmodell werden, ob sie einen Schattendasein führen, gänzlich scheitern oder wie die Integrierte Versorgung irgendwann aufgrund der Erfahrungen der Vergangenheit grundlegend überarbeitet und neu geregelt werden, wird einzig und allein die Zukunft zeigen. Schon jetzt werden weitere Nachbesserungen und Änderungen diskutiert, die wiederum neue Impulse liefern aber eben auch bestehende Anreize zunichte machen können. So ist auf der einen Seite von einem Verzicht auf die strikte Forderung nach fachübergreifender Kompetenz zugunsten innovativer, praxistauglicher Kooperationsmodelle ebenso die Rede wie von einer Abschaffung des gegenwärtig noch existierenden Verbots der Beschäftigung von Krankenhausärzten in Medizinischen Versorgungszentren und einer Liberalisierung der Regelungen bezüglich des ärztlichen Leiters. Gleichzeitig wird aber auf der anderen Seite auch laut darüber nachgedacht, die den MVZ gewährten Anreize nach der gelungenen Anlaufphase langsam aber sicher zurückzufahren. So könnte beispielsweise die garantierte Wiederzulassung für die Gründergeneration nach fünfjähriger Tätigkeit wieder gestrichen werden um eine übermäßige Zulassungsvermehrung zu verhindern.

Wann und in welcher Form die geplanten Anpassungen umgesetzt werden, lässt sich zum gegenwärtigen Zeitpunkt bestenfalls erahnen. Auch die Auswirkungen der dann tatsächlich verabschiedeten Regelungen auf die Versorgungslandschaft sind nur schwer absehbar – der experimentelle Charakter der MVZ wird wohl noch eine Zeit lang Bestand haben. Einen Königsweg in bisher unbekanntes Terrain gibt es nicht, und so sind die MVZ unter dem Strich ein Schritt in die richtige Richtung und ein aussichtsreiches Praxis-Experiment, welches die in es gesetzten Hoffnungen nun auf der stürmischen und unberechenbaren See der praktischen Umsetzung unter Beweis stellen muss. Es bleibt spannend!

Literaturverzeichnis

Altendorfer, R. (2004)

Expertenforum MVZ, in: Facharzt.de, URL: http://facharzt.de/ [Stand: 29.06.2004].

Altendorfer, R., Merk, W., Jensch, I. (2004)

Das Medizinische Versorgungszentrum, Frankfurt am Main.

Anschütz, M. (2004)

Mit gleich langen Spießen, in: Bayerisches Ärzteblatt 59, 4, 207 – 209.

Badenberg, C. (2004)

Integrierte Versorgung funktioniert nur, wenn Patienten, Kliniken und beteiligte Ärzte profitieren, in: Ärzte Zeitung, URL: http://www.aerztezeitung.de/ [Stand: 30.07.2004].

Ballast, T. (2004a)

Markt der Möglichkeiten – Die integrierte Versorgung nach dem GMG, in: Die Ersatzkasse, 4, 136 – 140.

Ballast, T. (2004b)

Integrierte Versorgung zwischen Anspruch und Wirklichkeit, in: Die Ersatzkasse, 6, 221 – 224.

BAZ Beratung & Management AG (2004)

Kooperation und Kompetenz im Gesundheitswesen, URL: http://www.baz-beratung.de/z_page1.aspx [Stand: 09.08.05].

Behnsen, E. (2004a)

Medizinische Versorgungszentren – die Konzeption des Gesetzgebers (I), in: Das Krankenhaus 96, 8, 602 – 606.

Behnsen, E. (2004b)

Medizinische Versorgungszentren – die Konzeption des Gesetzgebers (II), in: Das Krankenhaus 96, 9, 698 – 702.

Beske, F., Hallauer, J. (1999)

Das Gesundheitswesen in Deutschland, Köln.

Beske, F. (2004)

Vorsicht mit Versprechungen, in: Deutsches Ärzteblatt 101, 27, A 1935 – A 1936.

Biersack, K., Toepffer, C. (2004)

Juristische Aspekte der Neufassung der Integrierten Versorgung nach §§ 140a ff SGB V, in: Die BKK, 5, 199 – 205.

BMGS (2004)

Fakten Medizinische Versorgungszentren (MVZ), URL: http://www.die-gesundheitsreform.de/zukunft_entwickeln/medizinische_versorgungszentren/pdf/fakten_medizinische_versorgungszentren.pdf [Stand: 15.01.2005].

Börkircher, H. (2004)

Betriebswirtschaftliche Praxisführung für Ärzte, Berlin, Heidelberg.

Bogner, F. (2004b)

Praxisverkauf – Schlagen sie dem Fiskus ein Schnippchen!, in: Arzt & Wirtschaft, 6, 44 – 45.

Bruckenberger, E. (2000)

Integrierte oder intrigante Versorgung, in: ku-Sonderheft, 12, 19 – 26.

Bundesministerium der Finanzen (2001)

Bundessteuerblatt I 2001, URL: http://www.bundessteuerblatt.de/ [Stand: 12.01.05].

Burfeind, W. (2003)

Integrierte Versorgung gemäß §§ 140 a ff SGB V und medizinische Versorgungszentren, URL: http://www.arzneimittel.de/arzneim7.html [Stand: 03.06.04].

Butz, N. (2004)

GKV-Modernisierungsgesetz: Bewegung und Bürokratie für niedergelassene Ärzte, in: Deutsches Ärzteblatt 101, 1 – 2, A 12 – A 13.

Butzer, H. (2004)

Verfassungsrechtliche Anmerkungen zum GKV-Gesundheitsmodernisierungsgesetz 2004 (GMG), in: Medizinrecht 22, 4, 177 – 188.

Clade, H. (2004a)

Versorgungsstrukturen erfordern neue Strategien, in: Deutsches Ärzteblatt, 101, 4, A 158 – A 159.

Clade, H. (2004b)

Gesundheitsreform / Bundesärztekammer: Kooperative Versorgungsstrukturen in der Regie der Ärzteschaft, in: Deutsches Ärzteblatt 101, 30, A 2086 – A 2088.

Clade, H. (2004c)

Gesundheitsreform: Wettlauf um Win-Win-Verträge, in: Deutsches Ärzteblatt 101, 31 - 32, A 2164 – A 2165.

Dalichau, G. (2004)

Wesentliche Neuerungen des GKV-Modernisierungsgesetzes aus der Sicht der Rechtsprechung, in: Medizinrecht 22, 4, 197 – 202.

Deutsche Krankenhaus Gesellschaft (Hrsg.) (2004)

Hinweise zur Gründung Medizinischer Versorgungszentren nach §95 SGB V, Düsseldorf.

Dierks, C. (2004a)

Fachübergreifend – was ist darunter eigentlich zu verstehen?, in: Ärzte Zeitung, URL: http://www.aerztezeitung.de/ [Stand: 24.03.2004].

Dierks, C. (2004b)

Medizinische Versorgungszentren dürfen (noch) nicht liquidieren!, in: Ärzte Zeitung, URL: http://www.aerztezeitung.de/ [Stand: 07.04.2004].

Dierks, C. (2004c)

Bei Kooperationen gibt es jetzt gleichlange Spieße für Praxis und Klinik, in: Ärzte Zeitung, URL: http://www.aerztezeitung.de/ [Stand: 09.06.2004].

Facharzt.de (2004a)

Hamburger Uniklinik und kooperierende Krankenhäuser planen neues MVZ, in: Facharzt.de, URL: http://www.facharzt.de [Stand: 06.09.2004].

Facharzt.de (2004b)

Bayerischer Ärztetag: Mehr Kooperationsfreiheiten für Ärzte, in: Facharzt.de, URL: http://www.facharzt.de/content/facharzt.otx/188,29747,0.html [Stand: 11.10.2004].

Facharzt.de (2004c)

Gesetzeslücke befreit MVZ von Richtgrößenprüfungen, in: Facharzt.de, URL: http://www.facharzt.de [Stand: 05.11.2004].

Forsa (Hrsg.) (2004)

Befragung von Haus und Fachärzten in Ostdeutschland, Berlin.

Gemeinsamer Bundesausschuss (Hrsg.) (2004)

Beschluss einer Änderung der Richtlinien über die Bedarfsplanung sowie die Maßstäbe zur Feststellung von Überversorgung und Unterversorgung in der vertragsärztlichen Versorgung vom 15. Juni 2004, Berlin.

Gerst, T. (2004)

Integrierte Versorgung – Viele Varianten scheinen möglich, in: Deutsches Ärzteblatt 101, 26, A 1862.

Golkowski, S. (2004)

Strukturwandel in der ambulanten Versorgung, URL: http://aekb.arzt.de/10_Aktuelles/bae/18_BERLINER_AERZTE/BAEthemen/ThemaArtikel2004_10/GKVModern_AenderungMBO.html [Stand: 30.09.2004].

Grubitzsch, J. (2004)

    In Sachen MVZ verschlafen Ärzte ihre Chancen, in: Ärztliche Praxis, 2004, URL: http://www.aerztlichepraxis.de [Stand: 09.06.2004].

Hartmannbund (Hrsg.) (2004a)

    Medizinische Versorgungszentren (MVZ), Berlin.

Hartmannbund (Hrsg) (2004b)

    Integrierte Versorgung, Berlin.

Holtbrügge, D., Welge, M. (2001)

    Internationales Management, Landsberg / Lech.

Hoppenthaller, W. (2004)

    Die Zukunft im Zentrum!?, in: Bayerisches Ärzteblatt 59, 6, 327.

Hörath, A. (2004)

    Große Unbekannte MVZ, in: Ärztliche Praxis, 2004, URL: http://www.aerztlichepraxis.de [Stand: 02.07.2004].

Hubatschek, O., Bruckmüller, K. (2004)

    Existenzgründerkongress der KVB (unveröffentlicht).

Isringhaus, W., Wedland, H. (2004)

    Medizinisches Versorgungszentrum – MVZ-Kompakt, Erftstadt.

Jachertz, N. (2004)

    Zum neuen Jahr: In Zeiten des Umbruchs, in: Deutsches Ärzteblatt 101, 1 – 2, A 1.

Jahn, E. (1975)

    Systemanalyse der medizinischen Versorgung in der Bundesrepublik Deutschland, Köln.

Jelenik, A. (2004)

    Beiträge gut angelegt?, in: Nürnberger Nachrichten, Ausgabe vom 28.10.04, 14.

Jürgensen, M. (2004)

    Integrierte Versorgung – Modelle zur Zufriedenheit aller? (unveröffentlicht).

Kassenärztliche Bundesvereinigung (Hrsg.) (2004)

    Jahresbericht 2003, Berlin.

Kassenärztliche Vereinigung Bayerns (Hrsg.) (2004a)

    Der Arzt als Unternehmer – Begleitung in die Selbständigkeit (unveröffentlicht).

Kassenärztliche Vereinigung Bayerns (Hrsg.) (2004b)

Allgemeine Informationen über Integrierte Versorgung / Neue Versorgungsformen, Nürnberg.

Kassenärztliche Vereinigung Bayerns (Hrsg.) (2004c)

EBM / RLV-Papier der KVB vom 11.05.2004, URL: https://www.kvb.de/servlet/PB/show/1098553/EBM-RLV-Papier_zur_KBV-Beschlussvorlage_final.pdf [Stand: 09.08.2005].

Kassenärztliche Vereinigung Bayerns (Hrsg.) (2004d)

Medizinische Versorgungszentren – Erstinformation, Stand: 07.07.2004, Nürnberg.

Kassenärztliche Vereinigung Bayerns (Hrsg.) (2004e)

Medizinischen Versorgungszentren aus zulassungsrechtlicher Sicht, Stand August 2004, München.

Kassenärztliche Vereinigung Bayerns (Hrsg.) (2004f)

Sprachregelung zur Novellierung der §§ 17 ff. der (Muster-) Berufsordnung (M-BO) durch den 107. Deutschen Ärztetag in Bremen (unveröffentlicht).

Kassenärztliche Vereinigung Bayerns (Hrsg.) (2005)
Medizinische Versorgungszentren – Erstinformation, Stand 04.07.2005, URL: https://www.kvb.de/servlet/PB/menu/1099105_l1/index.htm [Stand:09.08.2005].

Kassenärztliche Vereinigung Südbaden (Hrsg.) (2004)

Sonder-Dialog „Neue Versorgungsformen", Freiburg.

Kassenärztliche Vereinigung Thüringen (Hrsg.) (2004)

Fakten & Tendenzen, 1, 1 – 2.

Kellner, P. (2004)

Steuerliche Aspekte für den Arzt als Praxisgründer (unveröffentlicht).

Kingreen, T. (2004)

Wettbewerbsrechtliche Aspekte des GKV-Modernisierungsgesetzes, in Medizinrecht 22, 4, 188 – 197.

KKF-Verlag (Hrsg.) (2004)

SGB V Handbuch: Sozialgesetzbuch V / Krankenversicherung, Altötting.

Klink, E., Pelleter, J. (2004)

Kurzinformation zum Medizinischen Versorgungszentrum (MVZ) (unveröffentlicht).

Klinkhammer, G. (2004)

    Neue Kooperationen sind jetzt möglich, in: Deutsches Ärzteblatt 101, 22, A 1551 – A 1552.

Knieps, F (2003)

    Wie definieren Krankenkassen ihre Interessen am Gesundheitsmarkt?, in: Tophoven, C., Lieschke, L. (Hrsg.), Integrierte Versorgung: Entwicklungsperspektiven für Praxisnetze, Köln, 277 – 294.

Kuhlmann, J.-M. (2004a)

    Vertragliche Regelungen und Strukturen bei der Integrierten Versorgung, in: Das Krankenhaus 96, 6, 417 – 426.

Kuhlmann, J.-M. (2004b)

    Neue Versorgungsmöglichkeiten für Krankenhäuser durch das GMG, in: Das Krankenhaus 96, 1, 13 – 18.

Künnemann, U. (2004)

    Medizinische Versorgungszentren: Rechtliche Rahmenbedingungen, in: Deutsches Ärzteblatt 101, 17, A 1151 – A 1153.

Küpper, J. (2004a)

    Checkliste zur Ärzte-Koop, in: Ärztliche Praxis, URL: http://www.aerztlichepraxis.de [Stand: 02.07.2004].

Küpper, J. (2004b)

    Revolution bei den Honoraren, in Ärztliche Praxis, URL: http://www.aerztlichepraxis.de [Stand: 08.07.2004].

Lamers, W. (2004)

    IGeL & Co., in: Arzt & Wirtschaft, 6, 72 – 73.

Laschet, H. (2004)

    Nach der Gesundheitsreform: Schaffen die Ärzte es, sich besser als Tante Emma zu organisieren?, in: Ärzte Zeitung, URL: http://www.aerztezeitung.de/ [Stand 16.02.2004].

Lehnen, A. (2004)

    Rhön lässt sich bei medizinischen Zentren Zeit, in: Ärzte Zeitung, URL: http://www.aerztezeitung.de/ [Stand 20.07.2004].

Lell, Ulrich (2004)

    Medizinische Versorgungszentren im Überblick, in: Rödl & Partner Newsletter September 2004, Nürnberg.

Liebscher, S. (2004)

Nach der Euphorie kam die Ernüchterung, in: Süddeutsche Zeitung, URL: www.sueddeutsche.de/wirtschaft/artikel/844/34810/ [Stand: 09.08. 2005].

Lieschke, L. (2004)

Die zukünftige Rolle der KVen im Rahmen des selektiven Kontrahierens – mit Ausrichtung auf integrierte Versorgung und Medizinische Versorgungszentren, Berlin.

Lindenthal, J., Sohn, S., Schöffski, O. (2004)

Praxisnetze der nächsten Generation: Ziele, Mittelverteilung und Steuerungsmechanismen, Burgdorf.

Linke, K. (2004)

Gefährdete Praxisexistenz, in: Arzt & Wirtschaft, 6, 50 – 51.

Loehr, B. (2004)

Einhellige Meinung von Kassen und Politik: Der Einzelkämpfer hat ausgedient, in: Facharzt.de, URL: www.Facharzt.de [Stand: 21.06.2004].

Lutz, J. (2004)

Neue Berufsordnung schafft Freiheiten für Ärzte, in Ärzte Zeitung, URL: http://www.aerztezeitung.de/ [Stand 22.06.2004].

Melchert, O. (2001)

Grundlagen für ein effizientes und strategisches Kosten- und Erlösmanagement in integrierten Versorgungsformen, in: Management von Gesundheitsnetzen: Theoretische und praktische Grundlagen für ein neues Berufsfeld, Stuttgart, Berlin, 130 – 140.

Merten, M. (2004)

Versorgungsforschung: Auf der Suche nach Konzepten, in: Deutsches Ärzteblatt 101, 30, A 2089.

Merten, M., Rieser, S. (2004)

Der Dominanz der Ökonomie überdrüssig, in: Deutsches Ärzteblatt 101, 22, A 1543 – A 1545.

Mickley, B. (2004)

Vom Payer zum Player – Überlegungen zur strategischen Nutzung der integrierten Versorgung, in: Die Ersatzkasse, 6, 216 – 220.

Ministry of Social Affairs and Health in Finnland (2004a)

Health Care in Finnland, URL: http://www.stm.fi/Resource.phx/publishing/store/2004/12/aa1104742193192/passthru.p df [Stand: 12.01.2005].

Ministry of Social Affairs and Health in Finnland (2004b)

Social Welfare and Health Care – Data and Information Report 2005, URL:
http://www.stm.fi/Resource.phx/publishing/store/2004/06/hu1087537077475/passthru.p
df [Stand: 12.01.2005].

Misslbeck, A. (2004)

Kassen suchen Ärzte mit Unternehmerqualitäten, in: Ärzte Zeitung, URL:
http://www.aerztezeitung.de/ [Stand 05.07.2004].

Moritz, H.-D. (2004a)

Aspekte betriebswirtschaftlicher Beratung zu neuen Versorgungsformen (unveröffentlicht).

Moritz, H.-D. (2004b)

Praxisgründung – Praxisübernahme (unveröffentlicht).

Mutter, C., Morar, R., Keller, C. (2001)

Marktstrategie „Gesundheitszentrum", in: Krankenhaus Umschau, 6, 442 – 447.

Niedernhöfer, D. (2004)

Praxisweg maximal 30 Minuten, in: Ärztliche Praxis, URL:
http://www.aerztlichepraxis.de [Stand: 12.07.2004].

Orlowski, U. (2004)

Ziele des GKV-Modernisierungsgesetzes (GMG), in: Medizinrecht, 22, 4, 202 – 206.

Orlowski, U., Wasem, J. (2003)

Gesundheitsreform 2004: GKV-Modernisierungsgesetz (GMG), Heidelberg.

Oschmann, S.J. (2004)

Qualität der Versorgung sinkt, in: Die Welt, 2004, URL: www.welt.de [Stand:
25.06.04].

PROH Med-Jus (Hrsg.) (2005)

Bilanz: 1 Jahr MVZ, in: Medizinrechtsinformation der Kanzlei Preißler Ohlmann &
Partner Rechtsanwälte, Ausgabe 1/2005, Fürth.

Quaas, M. (2004)

Medizinische Versorgungszentren als Bestandteil der Integrierten Versorgung, Stuttgart.

Raffelsieper, T. (2003)

Das medizinische Versorgungszentrum, Hamburg.

Ratzel, R., Lippert, H.-D. (2004)

Das Berufsrecht der Ärzte nach den Beschlüssen des 107. Deutschen Ärztetages in Bremen, in: Medizinrecht 22, 10, 525 – 533.

Rebscher, H. (2003)

Integrierte Versorgung – Modelle der DAK, Hamburg.

Rebscher, H. (2004)

Integrierte Versorgung – Alte Rhetorik oder neues ordnungspolitisches Konzept?, in: Arzt und Krankenhaus, 4, 113 – 120.

Reinhardt, U. (2001)

Searching for the holy grail: an „optimal" health system, in: Gesundheitssysteme am Scheideweg: Zwischen Wettbewerb und Solidarität, Baden-Baden, 120 – 130.

Richter, J. (2004)

Medizinische Versorgungszentren – Das sollten Sie jetzt wissen, in: Arzt und Wirtschaft, 5, 71.

Richter-Reichhelm, M. (2003)

Die Qualität in der ambulanten Versorgung – der Vertragsarzt zwischen Staat, Selbstverwaltung und Wettbewerb. Einführungsreferat auf dem XIII. Symposium der Kassenärztlichen Bundesvereinigung, Berlin. URL: http://daris.kbv.de/daris/daris.asp [Stand: 24.08.2004].

Richter-Reichhelm, M. (2004)

Medizinische Versorgungszentren – Wege zur Förderung integrierter Versorgung, Vortrag im Rahmen des Business Forum 21 am 8. Juni 2004, Köln.

Riedel, R., Schmidt, J., Hefner, H. (2004)

Leitfaden zur Integrierten Versorgung aus der Praxis, Köln.

Rüdell, O. (2004)

Die rechtliche Gestaltung der Praxisgründung / -übernahme, Fürth.

Schade, H.-J. (2004)

Das Neue Berufsrecht 2004 – Strategisch standortübergreifende Kooperationen bilden, in: Facharzt.de, URL: http://facharzt.de [Stand: 27.07.2004].

Schenkel-Häger, C. (2004)

Neue Versorgungsformen auf der Grundlage des GMG, Remagen.

Schmeisser, H.-J. (2004)

Medizinische Versorgungszentren sind eine Chance für Ärzte, in: Ärzte Zeitung, URL: http://www.aerztezeitung.de/ [Stand: 26.02.2004].

Schmidt, K. (2004)

Integrierte Versorgung oft Etikettenschwindel, in: Ärztliche Praxis, URL: http://www.aerztlichepraxis.de [Stand: 28.06.2004].

Schnack, D. (2005)

Größtes MVZ im Norden nimmt seine Arbeit auf, in: Ärzte Zeitung, URL: http://www.aerztezeitung.de/ [Stand: 10.01.2005].

Spielberg, P. (2004)

Gesundheitsreform: Neue Versorgungsstrukturen, in: Deutsches Ärzteblatt 101, 30, A 2082.

Stark, A. (2004a)

EBM 2000 plus – Rechnung mit vielen Unbekannten, in: Arzt und Wirtschaft, 6, 15 – 16.

Stark, A. (2004b)

Anstellung eines Arztes – Es geht voran, in: Arzt und Wirtschaft, 6, 28.

Steinbach, H., Sohn, S., Schöffski, O. (2004)

Möglichkeiten der Kalkulation von sektorenübergreifenden Kopfpauschalen (Capitation), Burgdorf.

Steinbrück, R. (2004)

Jurist informiert über MVZ: Rechtslage läßt keine Experimente zu, in: Facharzt.de, URL: www.facharzt.de/ [Stand: 06.09.2004].

Stellpflug, M. (2004)

Verlegung des Vertragsarztsitzes, in: Arzt & Wirtschaft, 6, 29 – 30.

Tophoven, C., Lieschke, L. (Hrsg.) (2003)

Integrierte Versorgung: Entwicklungsperspektiven für Praxisnetze, Köln.

Walbert, H. (2004)

Die Einzelpraxis ist bei der Fallpunktzahl künftig nur noch zweite Wahl, in: Ärztliche Praxis, URL: http://www.aerztlichepraxis.de [Stand: 15.06.2004].

Weigel, N. (2004)

Finanzierungsaspekte der ärztlichen Praxisgründung, Nürnberg.

Westebbe, P. (1999)

Ärzte im Netz – Eine qualitative Untersuchung über die Entwicklung neuer Kooperations- und Organisationsformen in der ambulanten Medizin in Deutschland, Neuss.

Wigge, P. (2004)

    Aktueller Stand der juristischen Diskussion zu Integrierter Versorgung und Medizinischen Versorgungszentren, Berlin.

Wille, E. (2004)

    Steigerung von Effizienz und Effektivität des deutschen Gesundheitswesens durch Integrierte Versorgung, in: Dienst für Gesellschaftspolitik, Sonderausgabe vom 03.06.2004, 3 – 6.

Wohlhüter, K. J. (2004)

    Finanzwelt vor stürmischen Zeiten, in: Bayerische Staatszeitung, Ausgabe 31 vom 30.07.2004,URL: http://www.bayerische-staatszeitung.de/index.jsp?MenuID=100&AusgabeID=183&ArtikelID=1884 [Stand: 30.07.2004].

Zielinski, H.-J. (2004)

    Wie das Gesundheitswesen in Deutschland saniert werden kann!, URL: http://www.auw.de/aw/indexArchiv.html [Stand: 12.01.2005].

Ziermann, Karin (2004)

    Sicherstellung der vertragszahnärztlichen Versorgung durch Medizinische Versorgungszentren, in: Medizinrecht 22, 10, 540 – 547.

Zwingel, B., Preißler, R. (2005)

    Das Medizinische Versorgungszentrum – Rechtliche Rahmenbedingungen für Gründung und Betrieb, Köln.

Schriften zur Gesundheitsökonomie

HERZ

Health Economics Research Zentrum
Buchweizenfeld 27
31303 Burgdorf
Fax: +49(0)5136/976187
email: herz@schoeffski.de

Bisher erschienen:

Band 1   *Steininger-Niederleitner, M., Sohn, S., Schöffski, O. (2003)*
Managed Care in der Schweiz und Übertragungsmöglichkeiten nach
Deutschland
ISBN 3-936863-00-8, 172 S., 18 Abb., Geb. EUR 19,90

Band 2   *Esslinger, A. S. (2003)*
Qualitätsorientierte strategische Planung und Steuerung in einem sozialen Dienstleistungsunternehmen mit Hilfe der Balanced Scorecard
ISBN 3-936863-01-6, 276 S., 36 Abb., 50 Tab., Geb. EUR 29,90

Band 3   *Lindenthal, J., Sohn, S., Schöffski, O. (2004)*
Praxisnetze der nächsten Generation: Ziele, Mittelverteilung und Steuerungsmechanismen
ISBN 3-936863-02-4, 216 S., 16 Abb., 19 Tab., Geb. EUR 24,90

Band 4   *Steinbach, H., Sohn, S., Schöffski, O. (2004)*
Möglichkeiten der Kalkulation von sektorenübergreifenden Kopfpauschalen (Capitation)
ISBN 3-936863-03-2, 312 S., 22 Abb., 28 Tab., Geb. EUR 29,90

Band 5   *Glock, G., Sohn, S., Schöffski, O. (2004)*
IT-Unterstützung für den medizinischen Prozess in der integrierten
Versorgung
ISBN 3-936863-04-0, 208 S., 22 Abb., Geb. EUR 24,90

Band 6   *Hagn, D., Schöffski, O. (2005)*
          Orphan Drugs. A Challenge for the Pharmaceutical Industry in Europe
          ISBN 3-936863-05-9, 160 S., 37 Abb., 20 Tab., Geb. EUR 19,90

Band 7   *Pelleter, J., Sohn, S., Schöffski, O. (2004)*
          Medizinische Versorgungszentren. Grundlagen, Chancen und Risiken
          einer neuen Versorgungsform
          ISBN 3-936863-06-7, 196 S., 18 Abb., Geb. EUR 24,90